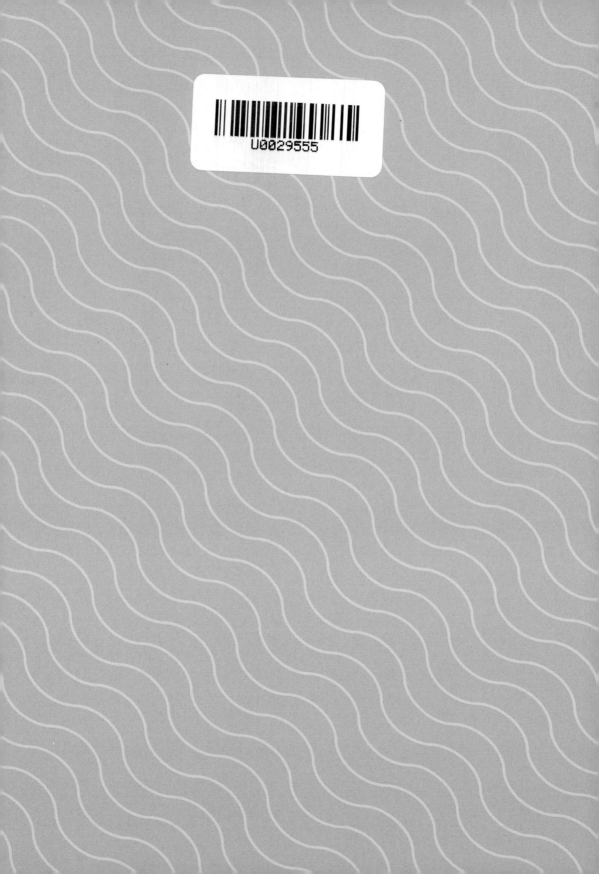

無痛思維

THE PAIN-FREE MINDSET

7 Steps to Taking Control and Overcoming Chronic Pain

來自英國疼痛醫學權威，
應對慢性疼痛
的全新方式

英國疼痛醫學權威

Dr Deepak Ravindran

迪帕克・拉文德蘭 醫師——著　林怡婷——譯

方舟文化

獻給我的老師——拉維鄉卡（Ravishankar）教授，
您體現智慧、熱忱、熱情與好奇心。
您激勵我傳遞價值、提供高品質的照護，謝謝您。

CONTENTS

導論 007

PART 1

你的疼痛歷程

● Chapter 01　現今的疼痛管理 020
● Chapter 02　疼痛自我評估 032

PART 2

無痛思維

● Chapter 03　藥物 044
● Chapter 04　介入措施 078
● Chapter 05　神經科學與壓力管理 099
● Chapter 06　飲食與微生物組 130
● Chapter 07　睡眠 167
● Chapter 08　運動與動作 190
● Chapter 09　身心療法 211

PART 3

規劃疼痛藍圖

● Chapter 10　融會貫通 238
● Chapter 11　疼痛管理／復健計畫 253
● Chapter 12　未來展望 261

結論 273

致謝 276

額外資源 279

附錄一：身體地圖 285

附錄二：本書資源索引 286

尾註 290

決定成敗的，不是目標，而是系統。

——詹姆斯‧克利爾（James Clear），《原子習慣》作者

導論

露西的父母陪同她來到我的私人診所，那是我第一次見到她，她非常難受，淚眼汪汪。

露西說：「請你幫幫我，我看過好多醫師，但都沒有明確的診斷，請你幫我擺脫疼痛！」

看到這位年輕女孩坐在同樣焦急、憂慮的父母身旁，我相當不忍。他們二十三歲的女兒到底是怎麼了？

露西繼續說道：「我不敢相信，一直到七個月前，我還每週賣力工作六十小時，做著一份我熱愛的工作，有一天就突然變成這樣，然後從那時起，情況就急轉直下。一切都不一樣了，我覺得好累，周身上下都好痛。我看的每一位專科醫師都給我不同的說法，我只想要結束痛苦。

我必須盡快搞清楚到底是怎麼回事。我的工作危在旦夕，我已經請了太多假，老闆開始對我不滿。我必須拿出更好的表現，我已經被上頭盯上了。不應該變這樣的，拉文德蘭醫師，你一定要幫幫我，幫我解決這個問題。」

接下來的三十分鐘，我發現露西的疼痛非一日之寒，而且她未能把握機會，及早採取行動減緩疼痛。看過多位專科醫師後，露西對於問題所在、疼痛的部位和解決方法還是毫無頭緒。

露西和爸媽焦慮又茫然，情況相當難熬。露西面臨危機關頭，她發現自己原本所知的工作、人生和生活品質都已經分崩離析，折磨著她全身上下的疼痛正在奪走這一切。

時間快轉到一年後，露西剛以不到兩小時的成績完成她人生第一場半馬，表現值得稱許。露西的努力，她的父母、家族和朋友給予的支持，再加上我的團隊所提供的資源，讓我有機會親眼見證這段顛覆性的歷程。

　　露西學會與疼痛共處，達成這些成就。事實上，關於管理疼痛、照顧自己和關注身體，露西心中已經有一份藍圖。後續約診或透過電話談話，甚至是在社群媒體上和我互動的露西，已經和過去截然不同。

　　過去十年，我在一間繁忙的英國國家健保局（NHS）地區總醫院擔任顧問醫師，在這期間我診治過許多和露西有同樣經歷的患者。我發現有幾件事可以幫助患者轉化自己對於疼痛的態度，賦予他們自信與能力，相信自己能夠和露西一樣，獲得大幅改善：不讓疼痛決定自己的生活，重拾原本的生活方式，瞭解疼痛帶來的重要啟發，進而發掘新的目的與意義。

　　閱讀本書，你將瞭解並學習疼痛治療的幾項重要進展，尤其是過去十至二十年間的發展。我將會說明如何在生活中採取這些方法，引導你達成無痛的理想境界。

　　我相信對多數讀者來說，本書是協助你培養無痛思維的實用工具，本書將引導你進一步認識並瞭解疼痛。疼痛是一種我們所有人都有的必要情緒／感覺；疼痛一直在照顧、保護我們，不過有時候，試圖保護我們周全的過程中，疼痛會誤把自身當作敵人。

　　露西一路走來儘管起起伏伏，但她能夠接納這些建議並在生活中徹底落實，許多和她一樣的疼痛患者都從這些建議中獲得助益，而我在他們身上看到的轉變是促使我寫作這本書的動力。

　　當然，露西的症狀和診斷不一定和大家一樣，但她的問題不是特

例。她求診於許多 NHS 專科醫師，從一般科醫師開始，接著是各科醫療照護專業人員，最後是私人機構的其他專業人士和臨床醫師。露西的私人保險讓她能夠快速求診於我，不過很多患者沒有這類私人保險，和疼痛專科醫師的約診常會排到三、四個月後。此外，能夠提供全方位患者支持、管理患者期望、協助患者培力*的專業人士和團隊並不多，不論患者是不知道疼痛專科醫師這種職業的存在，或是苦無求診管道，近幾年來這類問題越來越嚴重。

彼得的經歷

以彼得為例。四十幾歲的彼得是繁忙機場的行李裝卸人員，他憶起背痛開始蔓延的那段日子，一切仍歷歷在目：「那天很辛苦，平常有工作夥伴可以支援我，但那天一個請病假，另一個在放年假，只有我一個人負責輸送帶，在我抬起一個特別重的行李箱時，下背部出現了異狀。」

於是彼得開始接受 NHS 的初步物理治療。他說：「第一次是某位物理治療師為我診療，他做了一些檢查，請我回家做一組運動，一週後再回診。下次看診時，我沒見到那位物理治療師，另一位治療師看了看我的運動清單，請我繼續重複這組動作。到了第三次回診時，他們只是請我繼續運動復健，然後就把我轉回一般科，沒有後續的檢查或治療。」

物理治療沒有發揮效果，因此醫師幫彼得安排 MRI 掃描，發現他的下背部有一個小型椎間盤突出。彼得說：「我嚇死了，我開始擔心

---

*譯註：協助患者培養自主做決定、積極採取行動的能力。

自己走路或搬重物的能力會不會受到影響。」我常聽到患者有這樣的類似經歷。

後來，彼得求診於私人醫師，對方認為他的椎間盤突出問題必須開刀治療，於是在兩年半內，彼得接受了四次手術，最後一次手術是四個月前的脊椎融合術（spinal fusion）。第二次手術後，彼得的疼痛感仍持續惡化，儘管如此，醫師還是繼續動了第三、四次手術。這四年來，彼得毫無生活品質可言。他失去工作，只能請領長期病假津貼；他和伴侶的關係也受到影響，兩人分居。醫師認定脊椎融合術就是解決之道，實則他們也別無他法。

問題所在

不幸的現實是，多數醫療實踐以及醫療體制中許多醫師和醫療照護專業人士仍抱持著十八世紀充滿漏洞的思維：他們以為疼痛必有肇因而且只局限於身體特定部位，因此解決方法不外乎移除、阻斷、切除或麻痺。

所有疼痛**必定**來自身體某部分結構是錯誤的觀念，堅持沿用這種錯誤模式是人們至今仍不瞭解慢性疼痛，進而管理不佳、治療不當的一大原因。醫療專業人士所知有誤，也難怪患者飽受折磨。

回歸基本

我們對疼痛的錯誤認知來自一則有四百年歷史的哲學思想，現今的醫療實踐仍受此觀念影響[1]。笛卡兒（René Descartes）是十七世紀法國科學家暨哲學家，他對於疼痛——特別是幻肢疼痛深感興趣。他率

先提出痛覺來自腦部的觀點，這在當時是相當前衛的見解。

他依照自己的想像畫下疼痛途徑，由於當時沒有高明的方法來驗證假設，圖中的描述並不正確。根據這張著名的圖畫，皮膚上感覺到燙（或是任何痛覺）的部位會被啟動。

這塊皮膚接著一條線，一路連接到大腦底部我們現在稱為松果腺（pineal gland）的結構。當這條線牽

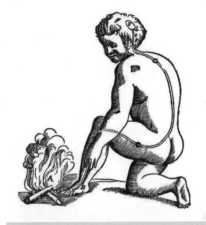

笛卡兒《論人》（*Traité de l'Homme*）中的疼痛途徑示意圖。

動大腦中的「警鈴」，就會開啟一個閥，釋放出當時稱為「動物精氣」（animal spirits）的物質進入肌肉，引發腿部的反射動作，促使我們離開熱源（或其他造成疼痛的來源）。

這個過分簡化的假設認為疼痛是透過線路傳遞的信號，這是一次典範轉移。笛卡兒的理論（所謂的笛卡兒學派）確保身體和心靈可以分開處理，賦予內外科醫師剖開人體再縫合回去的權力及能力，讓他們能夠採用切除、阻斷或麻痺那條疼痛傳導線路的治療方式，而這樣的手法持續至今。在此之前，宗教信仰不允許人們對人體進行任何手術或解剖，因此科學家無法研究某些症狀導致生病或死亡的原因。笛卡兒的學說開啟並驅動我們今日目睹的種種科學進展。

別誤會，現今醫學確實取得革命性的進展，笛卡兒的理論雖然過分簡化，但要不是有他，也不會有今天種種藥物、手術或治療方法。不過他的二元理論導致身心分離的觀點至今仍然根深蒂固，即便是現代，許多人潛意識仍認為心理健康的重要性沒有身體健康那麼高。過

去十五至二十年來取得的進展顯示二元理論並不正確。瞭解情緒作用的途徑後，我們發現心理與身體之間具有重要連結，彼此會互相影響。

根據我在 NHS 疼痛診所的日常所見，露西和彼得的經歷都是非常典型的案例。患者應付任何疼痛的第一線措施都是服用非處方藥物。如果背部疼痛或出現類似坐骨神經痛的感覺，一般科醫師通常會建議採用物理治療並搭配更強效的止痛藥。如果這還沒有效，醫師可能會安排 MRI 或 X 光掃描，檢查有沒有椎間盤突出或神經根壓迫的問題。如果掃描的確顯示某些異狀，那麼下一步通常是請外科醫師評估現階段是否需要進一步治療，例如注射或手術。嘗試過以上這些方法後，如果症狀消解了，那很棒。

不幸的是，每五位有此經歷的患者中就有一到兩位情況未見好轉。如果你的疼痛並非像彼得一樣是由某個劇烈動作所引發，那問題很可能出在肌肉。不過掃描還是可能發現某些年齡相關的身體變化，我們不知道也無法查證這些變化是突然出現的，還是已經存在一陣子了。於是，醫師會將患者轉往地區的疼痛診所，評估可能的治療方式，這個過程通常曠日費時，有時甚至要等待兩、三年[2]。

這種治療疼痛的方法非常差勁，從疼痛開端就必須採取不同的做法，否則演變為長期疼痛的機率就會升高。

事實

慢性疼痛公認是現今醫療照護體系中最廣泛的問題。如果你見識到二〇二〇年新冠肺炎疫情期間患者治療方式所出現的混亂情況，那你也可以理解，醫界對於疼痛的觀點也存在多個陣營，各自都認為自

己的方法是不二法門。

疼痛是一種非傳染病，可能導致生產力大幅下降，造成患者經濟困頓。事實上，二〇二〇年英國國家健康與照護卓越研究院（National Institute for Health and Care Excellence，簡稱 NICE）報告指出：「關節炎和背痛占了英國身心障礙給付的三分之一」，光是背痛所造成的生產力成本就高達五十至一百零七億英鎊[3]，如果再加上其他部位的疼痛，例如肩頸、膝蓋和偏頭痛，無形成本的數字一定更加驚人。

我認為，一味堅持四百年以前的觀念，總試圖以阻斷、切除、移除或切開來消除疼痛，而沒有**真正瞭解**疼痛的本質，這是英國醫療保健出現財務危機的原因。近來一份研究顯示，慢性疼痛的盛行率相當高，英國可能有兩千八百萬人（約人口四成三）為慢性疼痛所苦[4]。換句話說：慢性疼痛患者的人數比心臟病、糖尿病及中風加起來還多！

你可以說，中風和心臟病的治療更急迫、重要，如果沒有立即接受治療，患者可能死亡，不過慢性疼痛雖然悄然無息，卻令人元氣大傷，如果沒有充分瞭解，就很難擺脫疼痛，而且可能延續一生。個人和體系根本沒有嘗試瞭解疼痛，只是花費大量金錢，試圖以錯誤的方法加以祛除。

不願瞭解疼痛的複雜卻想要治癒疼痛只是徒勞無功。幸好，多虧了世界各地眾多傑出研究者的努力，我們對疼痛有了進一步的瞭解，例如英國神經科學家艾琳・崔西（Irene Tracey）、澳洲教授洛立瑪・莫斯里（Lorimer Moseley），他們的貢獻加深了我們對疼痛——尤其是慢性疼痛的認識。

然而，大眾對過去十五至二十年取得的驚人進展仍相當陌生，因此，我們仍堅信充滿瑕疵的理論，繼續花費寶貴的金錢一再進行沒

什麼用處的檢驗、掃描、注射和手術。數據顯示，疼痛影響多數已開發及開發中國家將近**兩成**的人口。也就是說，假如全球人口接近八十億，那就有**超過十五億人**正承受某種慢性疼痛，而且主流療法對此束手無策。

當傳統療法無效時……

醫療實踐的老方法必須有所改變。如果繼續擁護傳統觀念，慢性疼痛患者只會越來越多。

我歷經一番挫折才瞭解到這一點。好消息是，有一些臨床醫師，包括一般科醫師，已經開始採取新的前進方向。也有很多患者已經瞭解這一點，本書個案研究介紹的患者有許多人成了疼痛的積極倡議者，他們示範如何過著有意義的人生，而且不一定需要倚靠藥物。

我的團隊給予露西理解與支持，激勵她下定決心做出改變。她遵從計畫並開始注意到自己身體漸進的變化。她現在有能力照顧自己，也比任何提供治療的專業人士更加瞭解自己的身體。當然過程並不總是一帆風順，不過遇到挫折時，露西現在擁有幫助自己重新振作的工具與計畫。

我的經歷

我診治疼痛患者已有二十年經驗。我在兩大洲提供疼痛管理服務。我在倫敦及牛津接受訓練，擔任顧問醫師也已有十年經歷。

即便擔任疼痛科研究醫師，後來又陸續取得疼痛管理及神經阻斷等更專門的介入措施及注射療法資格認證，我仍然覺得少了些什麼。

攻讀肌肉骨骼醫學學位時，我頓然發覺還有好多需要學習，因此過去五年，我不斷研讀並瞭解這個研究領域。我發現，疼痛和醫學院所教的不一樣，才不是什麼簡單、容易解決的問題。

許多領域的專科醫師都對疼痛管理有興趣，因此風濕科醫師、骨科醫師、整脊師、物理治療師和針灸師，當然還有疼痛專科醫師和各個科別的外科醫師都設法發揮自己所學來處理疼痛問題。每位專業人士都試圖協助患者達到無痛的境界，到頭來卻只是一再使出無效的方法，不過飽受疼痛的患者仍然相信，下一個療法就能成功幫助自己擺脫疼痛。現實與願望大相逕庭，而且鮮少一蹴可幾。

我們必須以全方位的整合觀點來檢視疼痛。如果以足球賽來比喻疼痛管理，那患者應該是團隊的一分子，而不是被踢來踢去的球。

我意識到，我不只應該向醫院的同事傳達本書的資訊，團隊中重要的成員——患者也應該瞭解本書內容。我知道每一種慢性及持續性疼痛都有各自的治療策略，必須依照患者的情況加以調整，不過如果你能瞭解我的研究發現，你就能擁有克服自身疼痛並培養無痛思維的工具與策略。我的計畫協助患者培養個人技能，幫助他們重拾隨著無法控制的長期疼痛而消失的自信。

想想看，等待下一次專科醫師約診或是物理治療療程消耗了多少時間。多數慢性疼痛患者一年接受醫療照護專業人士診察的時間是五個小時，你應該要知道一年中剩下的八千七百五十五個小時可以為自己做些什麼，這就是本書派上用場的地方。

你不必等待下一種充滿副作用的藥物，也不必等待下一次可能失敗的注射或手術。培養無痛思維後，你就能重拾控制權，掌控自己的人生。

本書如何幫助你？

運用本書所介紹的策略，你將能規劃自己的藍圖，強化無痛思維，把所有減緩疼痛的所需工具裝進自己的「後背包」中。

本書第一部將說明相關工具，協助你評估自己處於疼痛歷程中的什麼階段。這一部分也會說明疼痛的本質，協助你瞭解我所謂「傷害覺」（nociception，或譯傷害感受）和「疼痛」之間的重要差異。讀者可以試做我提供給 NHS 患者的標準問卷，瞭解自己的疼痛與痛覺狀況，這份認知對於展開初步行動、培養無痛思維有所幫助。你也會知道什麼程度的疼痛屬於自己能夠應付的範圍，而在什麼情況下，可能會需要尋求一般科或專科醫師的協助與支援。

第二部介紹我的團隊每日在 NHS 執行、指導的七步驟 MINDSET（思維）計畫：藥物（Medication）、介入措施（Intervention）、神經科學與壓力管理（Neuroscience and stress management）、飲食／營養（Diet/nutrition）、睡眠（Sleep）、運動與動作（Exercise and movement），最後是身心療法（Therapies of the mind and body）。如果想要瞭解常見疼痛緩解藥物及各種可行介入措施（例如注射和手術）的相關問題與疑慮，此部分能提供你所需的一切資訊。

這部分也強調神經系統的威力，帶領你快速認識飲食、營養及運動對克服疼痛的幫助。瞭解大腦、腸道和神經系統在處理各種感覺的過程中所扮演的角色後，你會發現疼痛系統有多麼先進而複雜。本書也會說明壓力與睡眠會如何影響疼痛；對疼痛管理來說，正確的睡眠時間、飲食時間及攝取內容就和任何藥丸或介入措施一樣有效。我也會說明各種將心身視為單一整體的治療方法，這個治療領域的重要性

近來逐漸提高，能夠重新訓練神經系統、減緩神經免疫系統中的發炎反應，進而降低壓力與疼痛。

　　第三部將協助你整合以上研究結果與你對自身的認知，制定一份疼痛管理藍圖。深入瞭解無痛思維後，你就會知道哪些措施適合自己，也知道有需要時，可以從何尋求協助。你應該對此有清晰的認知，以便與醫療照護專業人士討論相關問題，他們也才能在正確的時機，採取合適的方式，持續適當的時間長度，協助你進行疼痛管理。

　　對於長期疼痛管控來說，培養無痛思維是最好的前進方式。這並不容易，也不是速成的解決之道，不過到頭來，這是最具有實證基礎、獲得科學佐證的方法，能夠幫助你成功奪回自己的人生、找到目的與意義，重拾自己的嗜好。

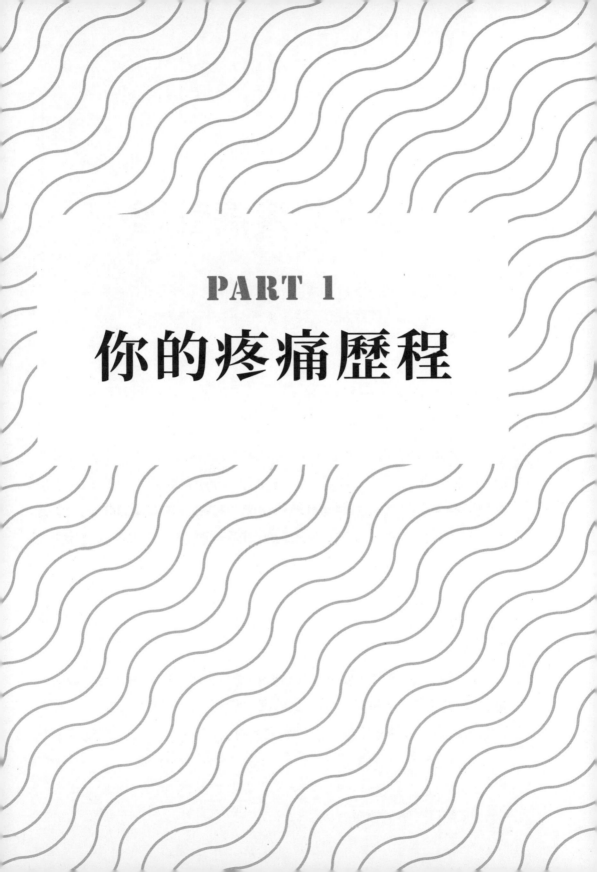

PART 1
你的疼痛歷程

CHAPTER 01

現今的疼痛管理

人們仰賴醫師的藥物與手術來治療，這讓我們越來越難意識到，
我們對自己的健康有極大的控制能力。
——莎拉‧華倫（Sarah Warren），美國臨床身心學教育者

伊莉莎白是一名學校教師，經由她的一般科醫師轉診到我的診間，
進一步診治她的頸痛及持續性頭痛問題。一般科醫師給出的診斷是非
典型偏頭痛，她甚至也看過神經科醫師，嘗試過各種偏頭痛及頭痛藥
物，不過不是效果不彰，就是出現副作用。她的頭痛問題越來越嚴重，
不得不開始請病假休息。

伊莉莎白對我說：「醫師說我的脖子關節炎很嚴重，一般科醫師
覺得找你會有幫助，但我不認為靠打針就能讓疼痛消失，顯然我需要
動手術。」

伊莉莎白生氣地說道：「我看過好多整脊師、針灸師、骨科醫師，
還有幾位其他專科醫師，他們全都束手無策。我對這一切感到不耐與
厭煩，我不想繼續受這種苦了。老天，我才三十四歲。情況需要改變。

我覺得身體某個地方出了差錯，但我不知道是什麼，也沒有醫師願意聽我說。」

患者因慢性疼痛而找上一般科醫師時，預設模式常是如此，而且不只有英國 NHS 體系，就連私人院所也是這樣，事實上，世界上許多其他國家也都有類似的情況：患者求助於基層醫療醫師，醫師首先會將他們轉診至物理治療師，接受短暫的物理治療及運動療程。如果有效，那就太好了。然而，如果沒有改善，患者又會被轉診給專科醫師，例如外科醫師或神經科醫師。如果是肌肉骨骼疼痛（包括發自身體任何骨骼或肌肉部位的疼痛），通常會轉診給骨科物理治療師或專科醫師，而其他種類的疼痛，例如頭痛、肚子痛或膀胱痛，就轉診給相關的內外科專科醫師。

這位專科醫師完成自己專業領域的調查，找出應該修正的問題，進行移除或切除後，如果沒有成效，就會將患者轉至疼痛診所進行後續管理。伊莉莎白轉診到我這裡時已經經歷過上述流程。

這個程序的問題是，到了最後這個階段，患者已經承受諸多難以回復的傷害。以伊莉莎白來說，她承受的傷害包括：

- 一般科醫師猜測問題可能是椎間盤突出，臨床上隨口拋出的評論讓伊莉莎白開始擔心。
- 物理治療師告訴她，五次物理治療及運動療程後，疼痛應該就會緩解。但療程之後疼痛依然持續，因此物理治療師認為一定有其他問題，建議進行進一步調查並將她轉診至專科醫師。
- 神經科醫師說問題很可能來自椎間盤，於是安排掃描。掃描的確顯示椎間盤突出，不過是出現在脊椎另一節，而不是疼痛的

部位，因此醫師說沒道理會疼痛。

- 疑惑未獲釐清，伊莉莎白越來越焦慮，疼痛開始惡化。
- 她在私人院所另外做了一次掃描，那裡的外科醫師建議嘗試類固醇注射，如果有必要的話，也提供椎間盤移除或脊椎融合的手術選項。
- 不幸的是，注射沒有發揮效果，反而使疼痛更加惡化。

根據伊莉莎白的形容，頸痛就像是沒完沒了的劇烈牙痛。嚴重的時候，疼痛會向上延伸到頭部，也會往下蔓延至肩膀和手臂。更糟的是，做了一切檢查後，醫師還是找不到緣由，伊莉莎白不曉得到底發生什麼事，不明白自己為什麼得承受這種痛苦；也不知道為什麼沒辦法治療，為什麼就連掃描也找不出原因。

雖然掃描顯示椎間盤突出的部位和疼痛部位並不相符，但伊莉莎白已經認定椎間盤就是造成疼痛的元凶，她認為這是很合理的解答。雖然不免對大型手術及更多病假感到焦慮擔心，但她相當無助，已經把手術當做最終的解決手段。

許多患者誤以為透過 MRI 掃描，疼痛部位就會一目瞭然。可惜事實並不是如此。MRI 掃描會顯示所有結構（包括骨頭、關節和椎間盤）和所有軟組織（包括肌肉、韌帶和神經）。然而，MRI 掃描只能顯示結構改變，而隨著年齡增長，身體結構必然出現變化，就像身體內部的皺紋一樣，這些變化通常與劇痛或患部無關。

我觀察臨床實務和患者發現，我們必須瞭解導致疼痛的其他整體因素，並運用掃描和其他調查工具檢視身體有無和疼痛相關的明顯結構變化。以伊莉莎白的例子來說，我必須瞭解她這個人以及她疼痛的

歷程，不能妄自認定問題必定出自頸部的某個結構。

我坐著檢視伊莉莎白的掃描結果，傾聽她的經歷，她的語調變得沉重而激動，流露出明顯的焦慮。她之所以憂心忡忡，主要是因為有三、四位不同的專業人士告訴她不同的可能問題，又各自提出不同的解決方法，我相信許多讀者的疼痛歷程中也有同樣的經歷。十八個月來，伊莉莎白花費許多時間，喪失睡眠與生活品質，但就連問題出在哪裡都還不清楚，更不知道該如何減緩疼痛。這都和一個基本概念有關：痛覺和疼痛並不一樣，治療痛覺不等於治療疼痛，反之亦然。

傷害覺和疼痛的差別

當你受傷、身體某部位受到傷害時，受傷的感知會啟動皮膚中某些化學物質和通道，這是所謂的「傷害覺」。所有人都感受過傷害覺，但這和疼痛不一樣。這個概念相當重要，讀者必須要瞭解。

身體部位接收到有害的信號時，我們就會感受到傷害覺。這份資訊會透過複雜的神經系統抵達大腦，在這個過程中，脊椎各節都可能加以調整，這不同於笛卡兒描述的簡單線路（見第 11 頁）。

信號首先會通過脊椎，接著往上傳遞至大腦多個區域，有些區域處理記憶，有些掌管情緒、邏輯思考或恐懼／擔憂。

傷害信號就像彈珠檯中的彈珠一樣觸發這些大腦區域，接著大腦產生最終輸出訊息。如果訊息是要求身體尋找並移動至安全處，那麼意識就會將這個訊息解讀為「疼痛」。如果大腦不認為有危險，身體就不會繼續感到疼痛。

雖然確實出現有害的信號（傷害覺），身體和大腦卻不一定會出

現疼痛。舉例來說，有些士兵在戰鬥過程中失去某些身體部位，卻沒有感到疼痛；或是運動選手直到比賽結束才發現自己骨折。

這是我們對疼痛認知的一大轉變。到頭來，疼痛就是危險的信號，而危險是大腦感知的結果。

最令人驚奇且稍微難以理解的部分是，即便身體沒有遭受任何傷害，來自身體內部的內感受（interoception）及外部環境帶來的外感受（exteroception）也可能感知危險。要瞭解這個概念，我們必須先放下從小抱持的觀念：疼痛通常表示身體某部位出了狀況。

疼痛的定義，與時俱進

首次制定疼痛定義的四十年後，國際疼痛研究協會（International Association for the Study of Pain，IASP）於二〇二〇年首度將疼痛的定義修改為：「與實際或潛在組織損傷相關或類似的不愉快感覺和情緒體驗[1]。」

為了幫助患者及醫師瞭解其內涵，協會進一步提出以下六大要點：

1. 疼痛永遠是一種個人的獨特體驗。
2. 疼痛與傷害覺並不一樣。
3. 人們可經由生活經驗瞭解何謂疼痛。
4. 疼痛是主觀的，每個人關於疼痛的描述都應該受到尊重。
5. 雖然疼痛是一種保護機制，但也可能對個人的生活品質及身心健康造成負面影響。
6. 無法以語言表達的人仍然可以表現或體驗疼痛，例如：孩童／年長者／失智症患者。

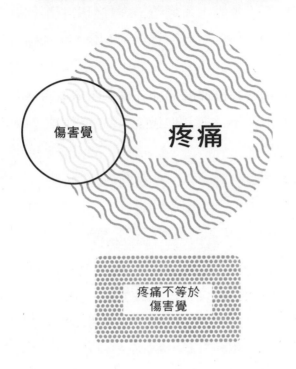

疼痛與傷害覺

傷害覺

疼痛

疼痛不等於
傷害覺

　　過去二十年來的研究顯示，身體部位產生的任何傷害信號都會通過神經系統，接著產生一組常見的化學信號，引發各種情緒。然而，最終是由脊椎及大腦為這些情緒提供背景脈絡，**如果**他們判定個體的生存遭遇危險，就會將信號解讀為疼痛，促使個體尋求庇護。

　　庇護可以有各種形式：撤退到原始「洞穴」中，或是尋求藥物或醫療介入，以消解危險及焦慮感。

　　大腦處理所有體驗與感覺，其輸出的總和就是疼痛，而傷害覺只是其中一小部分，大腦察覺到身體結構發生實際或刻意的受傷或改變，便會產生傷害覺。不幸的是，整個醫療實踐及醫療照護體系都以為疼

痛就是傷害覺,將兩者視為同一回事。

以伊莉莎白的例子來說,掃描結果沒有在疼痛部位發現異常,更重要的是,她接受類固醇注射後情況沒有改善,顯示她的椎間盤和神經並沒有發炎的現象,因此伊莉莎白的疼痛並非源自「傷害覺」。在這種情況下,藥物和注射不會有幫助。如果她知道自己的疼痛並不是來自傷害覺,就可以及早採取其他措施來減緩疼痛,例如身心療法、改變飲食或調整睡眠。

雖然我們醫療照護的專業人士會詢問症狀及病史,但通常不會偏離慣用的治療計畫太遠,所有醫療照護專業人士大致都一樣。以疼痛管理來說,求診於骨科、疼痛科與手術顧問醫師時,如果他們抱持「傷害覺等同疼痛」、「疼痛程度一定和掃描結果上結構異常程度呈正比」等錯誤觀念,那你們的討論一定圍繞著藥物及介入措施,因為這就是他們主要的專業領域。

藥物及手術等介入措施,這類醫療方式對於處理傷害覺相當有效。然而,過去十至二十年的研究顯示,雖然比起部分療法,藥物和介入措施有可取之處,但也不是十全十美——這些治療方式並非對所有人都有效,傷害和副作用的風險不小,而且即便治療過程毫無瑕疵,仍有五至七成患者的疼痛仍然持續。如果傷害覺只是疼痛體驗的一小部分,有時甚至完全與傷害覺無關,那麼臨床上來說,以藥物和注射治療徒勞無功。

不過 NHS 通常只提供這些治療方式,而真正可以改善疼痛的方法(本書第二部將會討論)通常不被承認,更無法獲得保險業者或 NHS 的給付。

我想要破解的三項迷思

1. 存在所謂的「疼痛途徑」

常有人說到疼痛途徑，這是徹頭徹尾的過分簡化，害我們誤以為疼痛會透過特定途徑傳遞，而且可以加以阻撓。我們現在知道，身體各部位有所謂的通道和受器，可以接受有害的信號（化學物質或高溫），而「傷害覺」的信號會透過相同的神經傳遞到脊椎和大腦。

2. 這些信號會沿著固定的途徑抵達大腦，而且必定抵達大腦特定的結構，不會跑到其他地方

我們原本以為途徑是固定、獨特的，而且各種情緒（疼痛、煩悶或生氣）都有專用的途徑。但我們現在知道實際情況不是如此。事實上，大腦多個部位都會共同參與傷害覺的解讀與處理，也可能視情況強化或減弱某個信號。

3. 疼痛必定來自某個身體結構

我們現在有足夠證據支持這個說法：疼痛是危險信號，可能來自身體內部或外部環境，不過不論來自何處，身體不一定受到傷害。就算沒有割傷、手術、跌倒或受傷，也可能感到疼痛。

有的患者承受巨大疼痛，X 光或掃描卻找不到任何異狀，當我向這些摸不著頭緒的患者釐清這些迷思時，他們會露出恍然大悟的神情。希望以上說明也能釐清你原本的認知。接下來我們要採取行動，奪回掌控權。

整合策略

東尼的經歷

我三年前第一次見到東尼,那時他四十八歲。他從事建築業,因此下背部開始出現慢性疼痛時,他深感困擾。

東尼的疼痛起於一次急性發作,約是他轉診過來的兩年前,當時他在建築工地搬運沉重的磚頭,突然感覺體內某個東西「啵」地一聲斷掉了,「彷彿有一股熱流從左邊屁股向下流竄到左腿和腳掌。」那次發作在幾週之後緩和下來,不過從那時起,東尼時不時會感到疼痛,而且隨著時間逐漸加劇。

這是十八個月來東尼第五次回診找我。我看得出疼痛已對他的生活造成負面影響。初診時,東尼已經承受疼痛約九到十個月,為了擺脫疼痛,盡快重新開始工作,當時他樂於「嘗試任何方法」。當我問他「任何方法」指的是什麼,他澄清道:「任何藥物,不管副作用多強都沒關係,或者如果你認為有必要動手術,那就做吧。」顯然,東尼深信他的疼痛等於傷害覺。

現在,十八個月後,我們已經嘗試過藥物和下背部注射,全都徒勞無功,東尼開始瞭解到,他的背痛沒有速效的療法。東尼向我問好,他的臉龐憔悴又蒼白,他懇求道:「拉文德蘭醫師,我還有帳單要繳,我一定得工作。我的小兒子患有嚴重自閉症,需要照顧。你一定得幫幫忙。我不想再吃藥了,畢竟在建築工地可不能頭昏眼花。」

當然,我能理解這一點。很多病患都向我說過,吃藥會讓他們茫茫然,多數疼痛緩解藥物都有這樣的問題。我再次向東尼說明藥物以外的選項,這些方法可以帶來類似的疼痛緩解效果,也能更長期維持。

在他第一次看診時，我就提過這些選項，不過當時東尼一心只想盡快擺脫疼痛，我覺得他沒有聽進去。

我認為診治疼痛患者的臨床醫師不能只停留在自己的主要專業領域中（不論是藥物、介入措施或物理治療），應該要積極推廣其他療法。但通常醫師只在看診結束、患者起身離去之前隨口一提。

診察時，我們應該和患者討論採用綜合的手法，而不是局限於自己的專業領域中，尤其是藥物和介入措施，這兩種治療方式應該當做進階運動與復健的輔助，而不是唯一選項。

安撫神經系統、減緩整體疼痛的重要性不亞於降低傷害覺，我認為甚至更為重要。如果疼痛的原因不是傷害覺，那麼藥物的效果非常有限。這是患者不想要繼續服用藥物（例如東尼）或是害怕副作用的主因。

藥物治療的另一個常見問題是，醫師通常一次只開一種藥物。以藥物來說，這樣可以避免同時服用多種藥物時，難以確定是哪一種導致副作用。然而，如果患者只接受注射，而沒有採用其他治療；或是接受物理或注射治療時，被要求停止其他所有療程，就會出現問題。

疼痛相當複雜，通常有多種原因交互作用。如果只選擇一種治療，行不通之後才嘗試另一種不同途徑的療法，這違背多管齊下的疼痛管理與克服策略。

我們執行介入措施時，通常也沒有完善的復健計畫，有時在重大手術後，院方也只提供患者一套復健動作和幾天的術後支援。

普列姆的經歷

普列姆是另一個求診於我的典型案例。他是一位 IT 開發人員，他

的頸部疼痛逐漸往右肩蔓延。普列姆是右撇子，兩年前開始出現症狀。透過公司的保險，他接受過一些物理治療及支援，不過狀況並沒有起色。他的一般科醫師開了一些強效藥物（妥美度，tramadol），但沒有發揮效果。不過普列姆也承認，由於工作時間的關係，他並沒有按照指示按時服藥。由於缺乏適當的鎮痛劑療程，物理治療太過痛苦。他也曾求診於其他專科醫師，對方嘗試注射療法，一開始確有起色，不過後續沒有其他有效的復健計畫，因此藥效在四週之後逐漸消退。普列姆來到我的診間時，他已經走投無路。

普列姆已經嘗試過各種療法，但因為他不瞭解接受這些療程的順序及原因，只採取短期的止痛措施，例如注射治療，這對根本原因和眼前的問題都沒有幫助。

我們的診療時間很長，所以我能夠詳盡地瞭解普列姆的經歷。我向他說明疼痛和傷害覺的區別後，我們一起制定整體計畫來克服這兩者。

你可能認為當下的第一要務就是找一般科醫師或專科醫師，期望他們會開藥或提供注射治療，立刻緩解你的疼痛。現代醫療照護及主流醫學大多非常擅長治療傷害覺（如果傷害覺確實是問題所在的話）。然而，如果疼痛持續超過三個月，那麼傷害覺就不是我們的敵人。患者長期感到疼痛，其中卻不包含傷害覺成分，這種症狀需要運用各種資源，採用結合身心的全方位治療方法。

我認為這是醫療照護專業人士以及醫療院所的職責所在，我們應該盡可能提供更多支持與資源，以方便患者的方式協助他們自我管理。只要你有自信，也知道上哪尋找、如何取用，可用資源其實相當豐富。不過，如果你正承受痛苦，可能不容易想到這些資源；有時候你會需要引導，需要能提供建議及安慰的可靠對象，來鼓勵你重新踏上康復

之路。

這就是這本書的功用！《無痛思維》是由七步驟組成的治療方法，將提供管理慢性疼痛所需的一切資訊與技巧。不過你必須改變觀念，瞭解傷害覺和疼痛是兩回事。不論疼痛部位為何，如果傷害覺可能是造成疼痛的主因，本書也會向你說明可以採取哪些治療選項。如果你確知傷害覺的成分小但疼痛程度仍高，閱讀本書，你將瞭解有哪些措施可以自行嘗試，書中也會指點你適時尋求協助。

譚雅的經歷

譚雅因尾椎骨長期疼痛而求診於我。區別傷害覺與疼痛後，我們擬出一套策略，分別處理這兩者。我們做了簡單的藥物調整，也適時採用注射療法。同時，我們也關注其他面向，例如矯正坐姿和開車的姿勢、調整睡眠。

譚雅成功在三個月內使症狀減緩八成以上，十多年來，她第一次出國度假。過去兩年多，她無法安坐二十分鐘以上，現在卻能搭乘短程航班，與伴侶和孩子前往西班牙享受假期而不必擔心疼痛。

只要採取幾項簡單措施，你也可以改善疼痛的眾多面向，提升自信心。朝「無痛思維」邁進的第一步就是評估自己的疼痛狀況，瞭解自己目前有哪些選項，這也是下一章的重點所在。

疼痛自我評估

每個人對疼痛的體驗都獨一無二，正如人們的指紋一般。
——保羅・克里斯托（Paul Christo），美國疼痛醫師

二十五歲的艾美因背痛轉到我的診間。在這之前，她已經嘗試過各種藥物，也嘗試過幾次關節和神經阻斷注射，但未見成效。

患者第一次看診時，我會進行全面的評估，以便瞭解疼痛的起源、相關病史，也詢問症狀開始出現時，患者生活中是否發生其他重大事件。瞭解患者疼痛歷程中完整的細節之後，我就能從多處著手，協助患者做出必要改變；這份同情與同理心對患者很有幫助。有時候我覺得這是我所能提供患者最寶貴的服務。

以疼痛管理來說（也許其他多數專科也一樣），不論是藥物、運動或手術，患者對診察或治療的期望通常和醫療照護專業人士所能提供的服務有一段落差。當然，雙方都有各自的偏見及觀點，不過承受痛苦的患者終究還是較為弱勢的一方。紐約大學醫學院助理教授丹妮

爾・歐芙莉（Danielle Ofri）指出患者陳述的經歷與臨床醫師聽到的結果常常天差地遠。她點出患者的陳述經常充滿「層層情緒、挫折、盤算、絕望，所以我們可說是處在截然不同的對話裡[1]。」

儘管現代醫學配備各種高科技手術和器材，臨床醫師與患者之間的對話仍是最重要的溝通工具。手術、成像與掃描技術越先進，患者的陳述就越重要，而上一版 NICE 指引就強調雙方溝通及共同決策的重要性。

艾美向我陳述自己的經歷時，她發現這是她第一次退後一步檢視自己的疼痛，她看出一些之前沒有注意到的關聯，也發覺之前從沒想過的疼痛控制方法。回診時，艾美表示疼痛程度改善了六成，睡眠品質提升，整體來說心情也大有起色。

你可能想知道，她到底是怎麼辦到的？光靠我開的藥物，艾美的病情沒辦法有如此改善。藥物的確有一定程度的幫助，不過還有其他原因，其中最重要的就是，艾美自覺握有更多掌控權；她第一次意識到哪些情況會觸發自己的疼痛，只要她採取必要措施，避免這些觸發事件，疼痛就能大幅減緩。

有時在開始診療之前，我會詢問患者有什麼期望，他們會疑惑地看著我說：「當然就是讓疼痛消失啊。」在部分情況中，醫師的確能治好疼痛，不過更實際的做法是讓患者知道哪些疼痛可以輕易緩解，哪些會需要長期的照護。

許多類型的疼痛在最初發作之後，傷害覺的比重就越來越低，然而疼痛程度卻可能加劇並演變為慢性疼痛。以下茲舉數例：

- 頭痛和頸痛

- 背痛
- 其他影響肩膀、手肘和手腕的骨關節炎相關疼痛
- 影響臀部、膝蓋和腳踝關節的骨關節炎相關疼痛
- 腸激躁症相關疼痛
- 骨盆痛，不論原因是先前的膀胱感染或子宮相關病症
- 姿勢相關問題或創傷之後的尾椎骨疼痛
- 神經損傷疼痛（亦稱神經性病變疼痛），可能發生於手術或意外事件之後，或是因糖尿病、高血壓、巴金森氏症、化療、多發性硬化症、酗酒或接觸其他毒物／化學物質而導致
- 其他類型的疼痛，例如坐骨神經痛、薦髂關節疼痛、肌腱炎、冷凍肩（五十肩）、網球肘或高爾夫球肘
- 自體免疫疾病，例如類風濕性關節炎、牛皮癬性關節炎、克隆氏病或關節黏連性脊椎炎
- 慢性廣泛疼痛，例如纖維肌痛、顳顎關節痛或間質性膀胱炎

對許多人來說，起初可能有部分疼痛來自傷害覺（體內急性釋放化學物質），不過通常一段時間之後，就沒有其他發炎的跡象，但由於其他因素，疼痛程度未減，這時你就需要採取藥物或介入措施之外的療法。

如果你目前也處於類似的情況，正在等待與專科或一般科醫師的下一次約診，準備接受更多藥物或注射治療，感覺自己失去掌控權，以下是你重新奪回掌控的第一項工具，這項工具將協助你真正做出改變，扭轉疼痛歷程。

現在請你花一點時間，為自己進行詳盡的評估。你可能覺得自己

的疼痛過於複雜，你希望別人能替你完成這份問卷，不過回答以下問題只需花費十五到二十分鐘，問卷能幫助你瞭解自己的疼痛類型、疼痛如何影響你的生活，也能學到改變疼痛的方法。

疼痛問卷

請寫下以下問題的答案：

1. 你可能很難回想起疼痛第一次出現是什麼時候，不過請你盡量回想，你上一次全身上下完全沒有任何疼痛是什麼時候？那時你幾歲？

---

2. 疼痛開始時發生什麼事？你在做什麼？起初疼痛感可能非常微弱，你可能不記得了；另一方面，疼痛最初發作也可能是出現在身體或情緒的創傷事件之後。

   我們必須知道這一點，因為治療的第一步是釐清你的疼痛中有無傷害覺的成分，而傷害覺占整體疼痛體驗的比重又是如何？

---

3. 你因為疼痛而停下了什麼活動？換句話說，我如果能揮揮魔杖就把疼痛變不見，你會想重拾什麼活動？這個問題對你自己和專科醫師來說都很有幫助。

4. 什麼事物能減緩疼痛（藥錠、某些活動、姿勢、之前的疼痛治療、輔助療法）？

_____

_____

5. 什麼事物會使疼痛惡化（藥錠、某些活動、姿勢、情緒、壓力）？

_____

_____

6. 過去三個月來，你曾因疼痛而求診於醫療專業人員的次數？

☐ 0–2 次　☐ 3–5 次　☐ 6–10 次　☐ >10 次

7. 過去兩週以來，疼痛是否嚴重到影響你的日常生活？

☐ 是　☐ 否

8. 過去兩週以來，你是否因為疼痛而感到擔心或心情低落？

☐ 是　☐ 否

身體地圖

請將你感到疼痛的部位標示在圖中，疼痛程度最高的部位請標示「X」，並以著色的方式大致畫出疼痛蔓延的範圍。也請你描述疼痛的

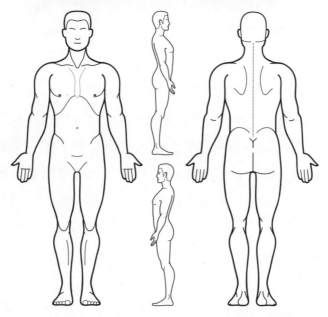

身體地圖

（本書附錄處提供放大版身體地圖）

感覺。如果只有一個部位，也沒關係。也請你記下過去曾經感到疼痛的部位，不限於關節處，腹部疼痛（例如腸激躁症）或膀胱問題也都包括在內。

慢性疼痛會使患者精神耗弱，也會奪走我們日常生活行事的自信。疼痛可能使我們擔心害怕，不敢從事某些活動或追求人生。下一份習題能幫助你瞭解疼痛是否對自己的生活造成困擾。

疼痛自我效能問卷（pain self-efficacy questionnaire，簡稱 PSEQ）

這份問卷由雪梨大學疼痛教育及疼痛管理計畫總監麥可‧尼可拉斯（Michael Nicholas）設計[2]，包含十道問題，目的是調查作答者對於

在疼痛中持續從事家務、社交、工作等活動的信心程度，也詢問作答者對於不靠藥物管理疼痛的自信。作答時間應該不會超過兩分鐘，第39頁將說明分數代表的含意。

　　請評估自己疼痛時，你對於從事以下活動的信心程度。作答時，請圈選每道問題下方的數字，0代表毫無自信，6代表擁有充分自信。

　　提醒你，問卷並非詢問你目前是否從事這些活動，而是你在處於疼痛的情況下，有無自信能從事這些行為。這和基層醫療廣泛使用的患者積極度量表（Patient Activation Measure，簡稱 PAM®）相當類似。

1. 雖然感到疼痛，我仍然可以享受事物。

　　0　　　1　　　2　　　3　　　4　　　5　　　6

2. 雖然感到疼痛，我仍然可以從事多數家務（比如打掃環境、洗碗等）。

　　0　　　1　　　2　　　3　　　4　　　5　　　6

3. 雖然感到疼痛，我仍然可以依照以往的頻率與家人朋友社交。

　　0　　　1　　　2　　　3　　　4　　　5　　　6

4. 在多數情況下，我可以應付疼痛。

　　0　　　1　　　2　　　3　　　4　　　5　　　6

5. 雖然感到疼痛，我仍然可以從事部分工作（包含家事工作，不

論是否領取酬勞）。

0　　　1　　　2　　　3　　　4　　　5　　　6

6. 雖然感到疼痛，我仍然可以從事多數我喜愛的活動，例如嗜好或休閒。

0　　　1　　　2　　　3　　　4　　　5　　　6

7. 我可以不靠藥物應付疼痛。

0　　　1　　　2　　　3　　　4　　　5　　　6

8. 雖然感到疼痛，我仍然可以達成人生多數目標。

0　　　1　　　2　　　3　　　4　　　5　　　6

9. 雖然感到疼痛，我仍然可以正常過生活。

0　　　1　　　2　　　3　　　4　　　5　　　6

10. 雖然感到疼痛，但我可以逐漸提升積極程度。

0　　　1　　　2　　　3　　　4　　　5　　　6

如果你的分數超過 40：你的狀態非常適合充分利用本書及書中標示的資源，你很有機會能成功控制疼痛。

如果你的分數介於 20 至 40 之間：除了運用本書所提供的資訊，你還需要諮詢一般科醫師或疼痛專科醫師，一同制定治療計畫。

如果你的分數低於 20：治療所獲得的任何成效（尤其是藥物和注

射）可能都只是短暫的，你必須諮詢一般科醫師／疼痛專科醫師／健康教練，共商更符合你個人需求的積極照護策略，並輔以本書內容。你的目標是備妥一份全方位計畫，待痛覺消退後開始執行。

艾美的 PSEQ 分數為 42 分。這讓我瞭解她對掌控自己疼痛的信心，我知道她擁有深入瞭解自己的症狀的能力與自信。

最後一次約診時，艾美說：「你是第一位坦誠告訴我應該做什麼的醫師。我需要有人把我當人看，協助我制定整體計畫，告訴我可以如何幫助自己康復。我不希望被當作 X 光中應該修正的問題。我現在更有自信，知道疼痛發作時該怎麼做。我大概知道哪些事情可能導致疼痛。多數時候，我知道是生活中其他因素造成疼痛，我也知道自己能做些什麼來減緩疼痛，有時甚至能完全消除。」

你也能和艾美一樣，掌控自己的疼痛。完成以上習題後，你現在知道自己的信心與掌控程度，也對自己的疼痛、生活所受影響，以及造成疼痛的因素有一定認知。你已經準備好深入瞭解無痛思維的核心。MINDSET 是疼痛管理七大重要面向所組成的首字縮寫：

- **M** 代表藥物（Medication）
- **I** 指的是介入措施（Intervention）
- **N** 代表疼痛與壓力的神經科學（Neuroscience）
- **D** 代表重要性日益提升的飲食（Diet）與微生物組
- **S** 代表睡眠（Sleep），這也是疼痛的重要影響因素
- **E** 代表身體活動與運動（Exercise）
- **T** 指的是身心療法（Therapy）

本書提供的資訊能協助你發覺哪些方法可以有效控制疼痛，甚至徹底消除。閱讀本書，你將瞭解藥物及手術能發揮作用的原因與時機，你自己又能怎麼做來增進其成效，也會知道諮詢其他醫療照護專業人士時應該怎麼做，才能更有收穫。在克服疼痛的過程中，我有信心告訴你，瞭解這七大步驟後，你就能成功扭轉思維，重拾對生活的掌控權，展開無痛人生。

PART 2

無痛思維

CHAPTER 03

藥物

無效的藥物處方等於傷害的處方。沒人想要這樣。
——凱西・史丹納（Cathy Stannard），英國疼痛醫師暨作家

　　露易絲談論自身的用藥經驗並錄成影片，其中特別談到服用類鴉片（opioids）的影響，我第一次看到這段影片時瞭解到，醫師開立的藥物可能對患者的生活造成多大的傷害[1]。露易絲談到，她原本以為類鴉片可以改善生活品質，扭轉她的人生，不過卻與預期相反，令她往下沉淪，經歷令人心酸。

　　現在她戒除所有藥物已近四年，「腳踏實地證明戒掉類鴉片後還是可以找回自己的人生」。不過這是一段漫長的歷程，身體疼痛持續近三十年，其中十三個重要年頭，露易絲靠服用強效類鴉片度日，且劑量不斷增加。

　　露易絲被診斷出罹患骨關節炎和纖維肌痛。這些症狀仍然存在，但她不再需要服用強效藥物。露易絲目前擔任英國疼痛協會患者之聲

委員會（Patient Voice Committee of the British Pain Society）副主席，她發表無數演講，並與各機構合作，她想要宣傳的觀念是：患者可以與疼痛和平共處，不一定需要藥物輔助。究竟是什麼事情改變了？她是如何讓自己的狀況有所不同？

我向她詢問這段經歷及近況，她說：「從小時候開始，我就一直飽受疼痛折磨，腿和手臂這裡疼、那裡痛，害我心神不寧。我媽帶我去看醫師，醫師說這只是發育性痛（或稱生長痛、成長痛），長大就會好了，不過並沒有。我一直到三十幾歲才獲得診斷，所以這段期間真的很難熬。我有四個小孩，他們都成年了，我現在的狀態和過去大不相同，不過從小時候到成年那段時間真的很難熬。」

「我很苦惱，不知道問題到底出在哪，身邊的人開始懷疑我，因為我說不出個確切病因。工作也不順利，同事不太能體諒，因為我沒辦法告訴他們到底怎麼回事，我為什麼常常請病假。我在看護中心工作，照顧約四十位行動不便或意識不清的年邁住民，工作很辛苦。我學生時代就開始從事這行，我很喜歡這份工作。」

一開始，露易絲的一般科醫師開立止痛藥乙醯胺酚（paracetamol）以及布洛芬（ibuprofen）、那普洛先（naproxen）等非類固醇消炎藥（NSAID）給她。藥效逐漸減弱後，醫師改開可待因（codeine），最後換成類鴉片。

露易絲回想當時：「一開始，類鴉片大幅減緩疼痛，讓我能繼續工作、照顧家庭，彷彿奇蹟一般。以前我身體有一個毛病，早上時背部都非常僵硬，起床上班簡直是一場噩夢，因為我好不容易才能起身下床。類鴉片非常神奇，帶來天大的改變，讓我回復以往的生活。」

我問露易絲，針對藥物種類和劑量，醫師當初有沒有提出其他替

代選項。

她回答:「沒有耶,那時從來沒有人和我提過疼痛管理技巧。我想,當時我和醫師都不假思索以為藥物就是解答。」

藥物的適用時機?

要瞭解藥物的適用時機,就必須知道急性和慢性疼痛的差異。

急性疼痛是任何組織損傷的自然反應。本書第 23 頁談過傷害覺和疼痛的差異,以急性疼痛來說,傷害覺通常占整體疼痛體驗的很大一部分,因此急性疼痛也稱作傷害性疼痛(nociceptive pain,或感覺接受性疼痛)。

骨折或是開刀時,組織受到損傷(機械性、高溫或化學性),而身體為了修復,就會啟動免疫系統,產生免疫反應,釋放某些化學物質。這些化學物質會觸發患部的痛覺受器(nociceptor,或稱傷害受器),進而觸發一連串信號,有些傳遞速度非常快(導致劇痛),有些速度較慢(組織受傷後持續的隱隱疼痛)。這些信號會抵達大腦不同部位,通知危險的存在,要求大腦做出回應。

越多痛覺受器被觸發、患部釋放越多化學物質,或是受傷持續時間越長,疼痛感就越強烈。隨著治療持續進行,發炎反應逐漸減弱,痛覺受器被觸發的頻率降低,於是在多數情況下,疼痛會漸漸消失。大腦也瞭解到不必再保持高度警戒,於是鬆懈警報系統。

一般認為,只要持續時間不超過三個月,都可以算是急性疼痛。如果你的組織受傷,例如扭傷,或是膝蓋、腳踝受傷,一般會在六至十週內痊癒。因此這個期間內的疼痛都可以視作發炎與治療之間的角力。

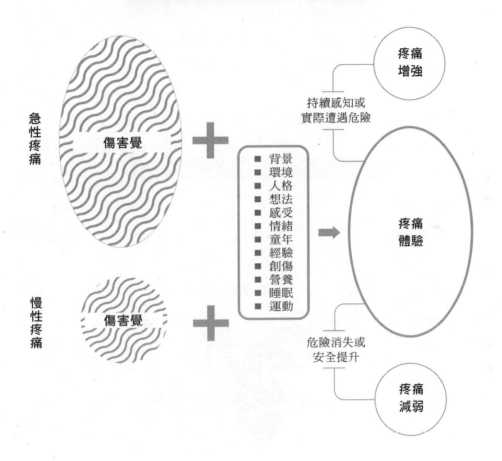

疼痛體驗的產生

急性疼痛

傷害覺

＋

慢性疼痛

傷害覺

＋

■ 背景
■ 環境
■ 人格
■ 想法
■ 感受
■ 情緒
■ 童年
■ 經驗
■ 創傷
■ 營養
■ 睡眠
■ 運動

→

持續感知或
實際遭遇危險

疼痛
增強

疼痛
體驗

危險消失或
安全提升

疼痛
減弱

　　慢性疼痛的傷害覺成分通常很低。持續超過十二週的疼痛就稱作慢性或持續性疼痛。不過慢性疼痛不等於拉長時間的急性疼痛，兩者是完全不同的症狀。

　　也就是說，慢性疼痛通常沒有明顯的發炎現象（腫脹／發紅／發熱），身體沒有釋放化學物質觸發痛覺受器。這種持續性疼痛分為兩類：一是存在神經損傷的神經性病變疼痛（neuropathic pain，簡稱神經

病變痛、神經性疼痛或神經痛），另一是大腦及脊椎免疫系統發炎造成的可塑性疼痛（nociplastic pain）

如果你不幸受傷，或接受手術時神經受傷，那我們從一開始就知道，神經疼痛會演變為慢性疼痛，將會持續超過三個月。急性和慢性疼痛的區分對研究很有幫助。臨床實務中，我們也發現疼痛不一定與組織變化相關。

疼痛種類

綜合疼痛：
包含傷害性與可塑性疼痛，例如持續背痛／頸痛、自體免疫症狀造成的疼痛、椎骨狹窄、術後疼痛。

藥物／介入措施：
單獨使用無效。

可塑性疼痛：
沒有傷害覺成分，問題來自中樞神經敏感，包括腸激躁症、慢性疲勞、纖維肌痛、間質性膀胱炎及慢性骨盆疼痛。

藥物／介入措施：
通常無效。

可塑性疼痛

綜合疼痛

傷害性疼痛

神經性病變疼痛

傷害性疼痛：
觸發傷害覺的急性組織受傷，例如：骨折、急性關節炎、肌腱炎、黏液囊炎、痛風、鐮狀細胞發作、急性背痛。

藥物／介入措施：
相當有效。

神經性病變疼痛：
中風、脊椎受傷、糖尿病、多發性硬化症、巴金森氏症、酒精、藥物、化療造成的神經損傷。

藥物／介入措施：
單獨使用不完全有效。

慢性疼痛也有主次之分

二〇一九年五月，世界衛生組織（World Health Organization，簡稱WHO）核准最新版「國際疾病及相關健康問題統計分類」（ICD-11），將於二〇二二年生效[2]。這是慢性疼痛首次獲得承認，獨立為一種症狀，這項變更能促成多管齊下的疼痛照護，提升患者照護水準，也有利各國評估照護的品質及效果。在此分類中，慢性疼痛被區分為兩種廣泛類別：慢性主要疼痛（chronic primary pain）和慢性次要疼痛（chronic secondary pain）[3]：

慢性 主要疼痛	• 慢性廣泛疼痛，包括纖維肌痛 • 慢性主要內臟疼痛，包括腸激躁症 • 慢性主要肌肉骨骼疼痛 • 慢性主要頭痛或口面疼痛，包括偏頭痛、緊張性頭痛、三叉神經痛 • 複雜性局部疼痛症候群
慢性 次要疼痛	• 癌症相關慢性疼痛 • 慢性術後疼痛 • 慢性次要肌肉骨骼疼痛，包括類風濕性關節炎、骨關節炎 • 慢性次要內臟疼痛 • 慢性神經性病變疼痛 • 慢性次要頭痛或顏面疼痛

舉例來說，孩童骨折打上石膏後，通常只有前幾天會作痛。雖然發炎及癒合仍會持續數週，不過患者通常不會表示疼痛。科學家目前認為這是因為骨折部位已經受到妥善保護與支撐，大腦不再感覺危險或受到威脅，因此不必製造疼痛感。換句話說，癒合及發炎進行的同時，傷害信號可能仍然持續送抵腦部，不過由於感到安全，大腦知道不必對信號做出反應。

若發生急性疼痛，傷害信號會抵達大腦，大腦也會對傳入的信號做出反應，加以處理。如果疼痛體驗主要來自數量龐大的傷害信號，那麼疼痛藥物能有效減弱信號並降低其數量，因此大腦感知到的疼痛變少。

藥物的作用部位？

首先我要釐清一個錯誤觀念，沒有「止」痛藥這種東西。「止」痛藥名不副實，很多患者因此誤會，我得向他們明白解釋，沒有藥物可以保證「止住」疼痛。藥物只能減緩傷害信號，有些作用於神經系統，因此也會減弱其他許多信號，可以有效降低疼痛感。

由於這些藥物作用於神經系統各個部位，常會造成神經系統相關的副作用，例如嗜睡、頭暈、恍惚、噁心。此外，「疼痛途徑」不只一條（另一個過度簡化的觀念，詳見第 27 頁），事實上，疼痛信號通常會傳送到大腦多個部位。這些藥物沒辦法精準瞄準疼痛信號，因此也會影響其他睡眠和肌肉動作相關的途徑。

不過，我們知道各種藥物分別會影響神經系統的哪些部位，因此可以預期會產生哪些副作用。右頁的途徑圖大致呈現痛覺途徑的各個部分以及各種藥物產生作用之處。

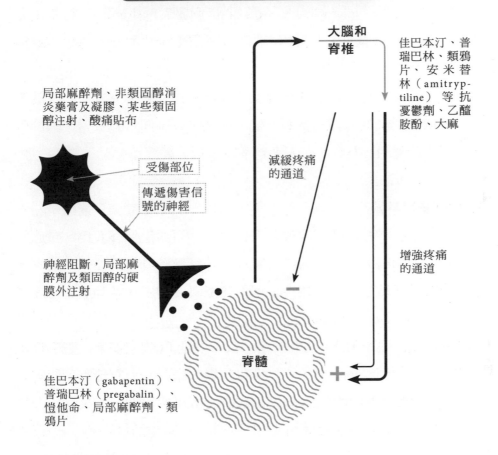

痛覺途徑

大腦和脊椎

佳巴本汀、普瑞巴林、類鴉片、安米替林（amitryp-tiline）等抗憂鬱劑、乙醯胺酚、大麻

局部麻醉劑、非類固醇消炎藥膏及凝膠、某些類固醇注射、酸痛貼布

受傷部位

傳遞傷害信號的神經

減緩疼痛的通道

增強疼痛的通道

神經阻斷，局部麻醉劑及類固醇的硬膜外注射

脊髓

佳巴本汀（gabapentin）、普瑞巴林（pregabalin）、愷他命、局部麻醉劑、類鴉片

藥物無效的原因？

如上所述，持續監測大腦就能判斷整個疼痛體驗。即便傷害覺沒有變化（也就是受傷部位發出的信號沒有改變），疼痛體驗也可能增強、變得更加劇烈。以藥物進行疼痛管理最重要的目的就是將傷害覺從整體疼痛體驗中分離出來。

多數慢性疼痛患者的傷害覺成分很低，他們的疼痛體驗主要來自

敏感的神經系統。從分子層次來看，一般認為這可能是大腦／脊椎中小神經膠質細胞（microglia）／星狀神經膠細胞（astrocytes）等特定免疫細胞被啟動所導致，本書稍後第 123 頁將進一步討論，這種疼痛稱作可塑性疼痛。

許多專家認為，在這種情況下，神經系統及免疫系統的表現就像是過度敏感或調校有誤的警報系統，因此神經系統行為失常，對於危險及壓力信號的反應和一般人大為不同。

失靈的警報系統

你可以把神經系統想像成防盜警報，其目的是保護我們，在危急情況下，例如有人強行進入時，警報系統就會啟動。但要是系統內部軟體或線路出現故障呢？如果警報對無關緊要的風吹草動過於靈敏怎麼辦？

最近我們住家附近發生多起竊盜案，因此我們家安裝了防盜警報系統。起初我們覺得很棒，它配備現代警報系統的所有優點，偵測到任何變化都會發出通知。系統連結智慧手機應用程式，如果兒子提早到家或房門沒有關好都會通知我。

然而系統很快就開始出現意料之外的問題。家中成員都有啟動或關閉警報系統的鑰匙扣，我把鑰匙扣放在口袋時，警報有時會意外啟動並發出巨響，但其實根本沒有發生竊盜。我們的戶外小屋也安裝了警報器，如果風力過強、吹打屋門，警報也會啟動，我的手機應用程式又會接到通知。一開始我覺得敏銳的警報器令人安心，後來開始覺得惱人，因為系統會持續發出震耳欲聾的警報聲，在屋內轟轟作響。

如同以上例子，慢性的可塑性疼痛就像過於敏感的防盜警報，而

問題通常來自內部軟體，這種軟體錯誤在醫學上叫做「中樞敏感化」（central sensitisation）。如果是屋子的警報系統，你可以整個關掉，不過神經系統沒有這個選項。另一個辦法是，你可以在警報器上蓋一塊布，稍微掩蓋聲音。藥物的作用就類似這樣，藥物在某些情況下可以減緩某些患者的疼痛程度。

但這無法解決感測器的問題。如果是實際的警報系統，你可以請工程師檢修或更換感測器。以人體來說，我們尚未找到更換感測器的方法。我們目前只知道，大腦感測器的軟體可能發炎了，而目前還沒有現成可用的藥物。不過人類神經系統的神奇之處在於具有可塑性，我們可以重新訓練感測器，降低其敏感程度。

我的患者常問，感測器怎麼會變得那麼敏感？世界知名的澳洲疼痛研究者洛立瑪・莫斯里教授在一場趣味橫生的 TED Talk 演講中談到疼痛的成因 [4]。他以自己為例，講到有一次在樹林中散步，突然感到腿上出現抓搔感。他不以為意，繼續步行，不久後便昏倒，後來才發現那陣抓搔感其實是遭毒蛇咬傷。神經系統記下這起事件，之後他在樹林中散步再次出現抓搔感時，系統已經有所準備，立刻發布最強警報，讓他感受到強烈疼痛。但這一次其實只是被樹枝刮傷。

只要大腦和神經系統感覺可能存在危險或威脅，他們就不會冒險，因此感測器可能變得越來越敏銳，即便實際上安全無虞。

以上例子可以說明，如果神經系統感覺受到威脅，目前的疼痛緩解藥物就無法發揮效果。如果神經系統感知到危險，藥物就無法（也不應該）阻止系統發出警報（產生疼痛感）。藥物當然可以緩和疼痛，使部分患者分心，類鴉片等較強效的藥物和二氮平等肌肉鬆弛劑就有這種效果，不過這類藥物具有成癮性，會造成其他問題。

藥物無法有效發揮效果的另一個原因是，多數疼痛緩解藥物（尤其是強效的那幾種）主要作用於神經系統。不過我們現在知道，大腦免疫系統及內分泌系統的變化，甚至是飲食相關的發炎反應（由於微生物組改變）都可能導致中樞敏感化。目前的疼痛緩解藥物都對這些因素束手無策。簡而言之，如果大腦判斷情況存在威脅、缺乏安全感，那麼藥物就不太可能發揮藥效。

　　二〇一九年，超過三十位資深研究人員檢視所有藥物相關證據。這些專家學者是撰寫 NICE 指引中慢性疼痛相關段落的團隊成員 [5]。在

所有疼痛藥物都一無是處嗎？

和任何藥物一樣，疼痛藥物有其風險和優點。藥物是專科醫師最常開立的第一線治療方式，也是患者預期的治療方法。在時間緊迫的一般科醫師診間，在短短十分鐘內，藥物是展現「有所作為」最方便、快速的方法，可以同時滿足患者和醫師雙方。然而，我們逐漸發現，藥物鮮少是最合適的治療方式。

關注疼痛治療的一般科醫師提姆·威廉斯（Tim Williams）大力主張，在開立任何藥物處方之前，一般科醫師應該安排更長的診療時間和患者討論持續性疼痛的細節 [6]。

幾乎所有疼痛藥物都有副作用（詳見第 62 頁），即便是乙醯胺酚這類所謂的「輕度」藥物，假如長期服用，也可能對某些患者造成問題，因此重點在於先開立短期處方，測試藥物效果，確知藥物能有效改善身體機能及／或生活品質後，才為患者開立某種藥物的長期處方。

我撰寫本書時，小組已經發布指引草稿，他們檢視眾多疼痛藥物的效用並做成結論指出，包括乙醯胺酚和布洛芬在內的多數藥物對於這種疼痛並沒有效果。報告結論引發軒然大波。

常見的疼痛藥物

用於疼痛管理的藥物，其目的可能是減緩疼痛，或是緩和疼痛引發的附帶影響，這些藥物可大致分為三類：

1. 主要用於緩解疼痛的藥物：輕度鎮痛劑／弱效及強效類鴉片／抗癲癇藥及抗憂鬱劑／局部外用藥。
2. 幫助睡眠的藥物：部分抗憂鬱劑和肌肉鬆弛劑／唑匹淀（zolpidem）和唑匹可隆（zopiclone）
3. 肌肉放鬆藥物：二氮平／貝可芬（baclofen）。

以下表格可幫助你瞭解在疼痛緩解方面，自己有哪些選擇。在英國，以下部分藥物不需處方，不過多數都需要先諮詢一般科或專科醫師，經醫師開立處方後才能嘗試服用。

輕度鎮痛劑	乙醯胺酚和非類固醇消炎藥，包括布洛芬、那普洛先、待克菲那（diclofenac）。
弱效／中強效類鴉片	妥美度、可待因、DF118、二氫可待因（dihydrocodeine）、二氫可待因酮（hydrocodone）。

強效類鴉片	嗎啡、羥可酮（oxycodone）、吩坦尼（fentanyl）、他噴他竇（tapentadol）、丁基原啡因（buprenorphine）。
抗癲癇藥	佳巴本汀、普瑞巴林、托必拉美（topiramate）、卡巴馬平（carbamazepine）、拉莫三嗪（lamotrigine）。
抗憂鬱劑	安米替林、諾催泰林（nortryptiline）、杜憂停（duloxetine）、凡拉費新（venlafaxine）。
肌肉鬆弛劑	二氮平、每弛卡摩（methocarbomol）、貝可芬。
局部藥膏／貼布	5% 利度卡因（lignocaine）貼布、8% 辣椒精（capsaicin）貼布、辣椒精藥膏、非類固醇消炎藥膏。
其他新藥	保妥適（Botox）、低劑量納曲酮（naltrexone）、大麻素（cannabinoids）、愷他命。

英國疼痛醫學部（Faculty of Pain Medicine）為患者提供數種常見疼痛藥物的資訊手冊，製作精良、內容正確[7]；多間醫院也都有提供自製的資訊手冊，介紹這類藥物。《英國國家處方集》（British National Formulary）則是英國藥物的權威資訊來源。

醫師一開始可能開立乙醯胺酚等輕度鎮痛劑及多種強度的可待因，可單獨或合併服用。如果局部肌肉疼痛較嚴重，也可以嘗試非類固醇消炎藥。可以想見，由於類鴉片（尤其是強效類鴉片）的各種風險及問題，如未諮詢專科醫師意見並獲得醫師同意，不建議服用。

下一類藥物作用於神經系統各個部位，研究顯示適合用於治療中樞敏感化。這些藥物起初為抗憂鬱劑和抗癲癇藥，不過現在多半用於治療持續性疼痛。若擔心產生耐藥性而不得不換用強效類鴉片，這些藥物是比較好的替代選項。其他數種藥物可當做「貼布」，用於特定症狀。

草藥療法

草藥療法相當盛行，尤其是在印度、中國及部分非洲等東方文化地區。據 WHO 估計，世界上至少有八成的人口會使用草藥，而且許多人認為用於治療多種醫學症狀相當有效。許多草藥具有鎮痛、消炎、解痙、解毒或鎮靜的效果。

部分草藥尤有益處，例如：

乳香（boswellia 或 frankincense）是一種鎮痛劑。可用於關節炎、慢性關節疼痛、慢性腸道疾病及癌症。乳香可抑制白三烯（可能導致自由基損傷），進而減緩發炎。

蜂斗葉（butterbur）是一種生長於歐洲、亞洲及北非部分地區的草本植物，可用於治療過敏、氣喘、頭痛和肌肉痙攣。美國神經學學會（American Academy of Neurology，簡稱 AAN）在其指南中推廣使用蜂斗葉，每日服用兩次，每次五十至七十五毫克。與安慰劑相比，每日服用七十五毫克蜂斗葉錠者，頭痛頻率減少了百分之四十八[8]。

鉤藤（cat's claw）為原生於亞馬遜的藤類植物，具有消炎抗氧化的特性，南美居民也會使用鉤藤的樹皮治療多種症狀。鉤藤膠囊於藥局及健康食品店皆有販售，可用於類風濕性關節炎及骨關節炎。幾無副作用[9]。

小白菊（feverfew）是菊花屬植物，常用於預防偏頭痛、數種其他症狀和婦科疾病。二○一二年，AAN 將小白菊列為預防偏頭痛可能有效的藥物。

薑原生於印度次大陸，蹤跡遍及亞、非、拉丁美洲及大洋洲。人類使用薑做為抗微生物及抗真菌劑的歷史長達兩千五百年以上。

綠茶近幾年相當流行。其中數種成分，尤其是「表沒食子兒茶素

沒食子酸酯」（epigallocatechin gallate，簡稱 EGCG，為兒茶素的一種）可能有抗癌、消炎、鎮痛、抗糖尿病、抗菌、保護神經的功效。數項研究顯示 EGCG 可以減緩骨關節炎惡化 [10]。

薑黃素（curcumin）具消炎之效，薑黃原生於亞洲次大陸。常用於傳統印度料理，也有多種醫療用途。薑黃素含有抗氧化、抗菌、抗病毒及消炎的特性。

如何服用藥物

假設你的疼痛含有傷害覺成分，或者總之想要嘗試疼痛藥物，以下將說明服藥的注意事項及方式。

首先，考慮服用幾種作用於信號途徑（也就是傳送信號的神經纖維）的低劑量藥物。我會建議服用多種低劑量藥物，而不是較高劑量的單一藥物。以漸進的方式增加藥物種類，也就是說，一種藥物服用幾天之後再加入第二種。

我知道這可能不是常見做法，但請聽我說明。如果一次只服用一種藥物，以為單一藥物就夠了，那麼之後很可能逐漸需要提高劑量，這就是「耐藥性」，且會有增加副作用的風險。另一方面，如果選擇兩、三種作用於信號途徑不同部位的藥物且皆服用低劑量，就能獲得所有藥物的綜合效果，還能降低任一種藥物的副作用風險。

我常注意到醫師一次只開一種藥物給患者，等到中低劑量的藥效變弱時，醫師就會換開另一種藥。因此許多患者無法獲得多種藥物的綜合效果，藉此改變人生。

益一需治數（number needed to treat，簡稱 NNT）

證據顯示，事實上，多數疼痛藥物發揮藥效的機率只有三成[11]。有一種極為簡單而直覺的方式可以有效評估某種疼痛藥物治療特定病症的效果，那就是「益一需治數」，代表需有多少患者服用特定劑量的該種藥物，才能有一位患者的症狀緩解至少百分之五十。

一般認為 NNT 介於二至四之間的藥物就值得嘗試。NNT 為一的藥物簡直超乎期待，這代表每一個服用藥物的患者都能獲得至少百分之三十至五十的症狀緩解。佳巴本汀的 NNT 為七‧七，代表要有八人服用藥物，才會有一位發揮藥效。任何藥物的 NNT 若超過這個數值，都應該謹慎評估利害並與患者討論。（值得一提的是，如果向三人提供疼痛教育，就會有一人單純因為接收這些資訊就大幅受益，那麼疼痛教育的 NNT 就是三。）

參見下頁的表格，查看你現在或曾經服用的疼痛藥物的 NNT 數值[12]。舉例來說，布洛芬的 NNT 為二‧五，而可待因的 NNT 為十六，也就是說，每三人服用布洛芬就有一位獲得成效，而要有十六人服用可待因，才會有一位見效。

許多藥物的 NNT 數值偏高，再加上藥物發揮藥效的機率只有三成，這代表臨床醫師必須評估患者的疼痛情況並探索所有可能選項，嘗試數種藥物之後才能找到真正發揮作用的那一種。一份研究指出，這代表醫師要「考量患者及情況，對症下藥[13]。」

害一需治數（number needed to harm，簡稱 NNH）

另一方面，NNH 意指「害一需治數」。任何藥物都可能出現副作用，雖然多數副作用通常可以容忍，有些卻無論如何都無法接受。舉

例來說，我會提醒開始服用佳巴本汀和普瑞巴林的患者，這種藥物的一個可能副作用是體重增加，許多人因此退卻。

藥物名稱	NNT	NNH	適應症
乙醯胺酚	3-4	12	急性疼痛與慢性關節炎
布洛芬	2.5	82	急性疼痛／關節炎
那普洛先	2.5	135	急性疼痛／關節炎
可待因	16.7	14-20	急性疼痛
妥美度	3.4-4.7 2.4-4.8	8.3	神經性病變疼痛 術後疼痛
嗎啡	2.5-4.3	4.2-8.3	神經性病變疼痛
羥可酮	2.5-4.3	4.2-8.3	神經性病變疼痛
佳巴本汀	7.2-7.7	3.7	神經性病變疼痛
普瑞巴林	7.7 13-22	3.7	神經性病變疼痛／纖維肌痛
安米替林＋諾催泰林	3.6	6	神經性病變疼痛
凡拉費新＋杜憂停	6.4	9	神經性病變疼痛
利度卡因貼布	4.4	可能非常高	末梢神經疼痛
辣椒精貼布	10.6	3 （輕微副作用）	末梢神經疼痛
疼痛科學教育	3	可能很高	任何持續性疼痛
乙醯胺酚＋可待因	2.2		急性疼痛
乙醯胺酚＋布洛芬	1.6		急性疼痛

NNH 與 NNT

高 NNH

那普洛仙

可待因

布洛芬

5% 利度
卡因貼布

乙醯胺酚

12

10

凡拉費新
/杜憂停

8

妥美度

高 NNT

安米替林

低 NNT

10   8   6   6   4   2

普瑞巴林

嗎啡

佳巴本汀

羥可酮

8% 辣椒精
貼布

4

2

低 NNH

可想而知，我們不樂見 NNH 數值低的藥物。比方說，佳巴本汀的 NNH 為三・七，那代表每四個人服用藥物，就可能有一個人承受傷害（嗜睡及噁心等輕微副作用）；而乙醯胺酚或布洛芬的 NNH 為雙位數，這也是藥物較理想的情況。

通常我們希望藥物的 NNT 數值低、NNH 數值高，上頁的右上象限是理想位置。與一般科或專科醫師討論用藥時，請盡可能選擇位於此區的藥物。

長期副作用

藥害問題變成眾所關注的焦點，尤其以類鴉片、大麻或佳巴本汀來說，這些藥物的誤用及濫用風險常是最大顧慮。雖然這讓許多人產生疑慮，但眾多影響較小的副作用其實才是更嚴重也較常見的問題。服用低劑量可能出現這些副作用，而高劑量時機率更高，有時也會出現一些少見的副作用。

乙醯胺酚	心臟問題、消化系統出血及腎臟問題的風險稍微提高，不過相當罕見。
非類固醇消炎藥	腎臟問題、消化系統出血、胃酸問題、中風／心臟病發作／血栓風險提高、瘀青、部分患者可能氣喘加劇。
類鴉片	便祕、藥物依賴／成癮、搔癢、睡眠障礙、呼吸異常、心臟衰竭風險提高 [14]、心臟病發作、對疼痛過度敏感（類鴉片誘發的痛覺過敏）、情感疾患（類似躁鬱症）惡化／勃然大怒、骨折風險提高、生長激素／性激素／甲狀腺激素／睪固酮分泌降低、免疫力降低、傷口延遲癒合。

抗憂鬱劑	性功能問題、高潮障礙、體重增加、情緒惡化，包括自殺風險、情感疏離、依賴、戒斷問題。
佳巴本汀、普瑞巴林	腎臟相關問題、體重增加、依賴和成癮、注意力集中及記憶問題、情緒相關問題惡化。

露易絲的經歷

露易絲的醫師開類鴉片給她，而且是嗎啡那種強效類鴉片。一開始如有神效，露易絲又能回歸正常生活，不過沒多久，疼痛就惡化了。每次一般科醫師都會提高劑量，暫時緩解露易絲的疼痛，不過這個劑量很快又會不夠用了。

「一般科醫師把我轉到疼痛診所，因為他不能再開更高的劑量了。我壓根兒沒想到可能是鴉片劑害我狀況變糟，後來臨床護理專家點出這一點。當時我的疼痛相當嚴重，我出不了家門，沒辦法安排社交活動、沒辦法探望孫子。皮膚變得超級敏感，完全受不了有人碰到我，也接受不了一丁點兒噪音。」

光是增加藥物劑量就可能導致這種過度敏感及疼痛惡化的結果，類鴉片藥物尤其常見這類副作用。起初大家都以為是劑量不足的緣故，不過我們現在知道這種伴隨類鴉片出現的特定狀況稱為「類鴉片痛覺過敏」。基本上，劑量越高（一天攝取一百毫克以上嗎啡或同等藥物），類鴉片使疼痛加劇的機率也越高。大腦內部的研究顯示，高劑量類鴉片可能導致發炎反應並啟動多種免疫細胞[15]。

露易絲繼續說道：「接下來幾週，每次我去找疼痛診所的護理專家，她會給我一些實用的資訊、影片或網站，叫我回家看。我開始懷疑藥物可能完全沒效，也許她說得對，也許真的是藥物的問題。我開

始想，如果我能趕快戒掉，生活能不能有所改善？」

　　在此同時，露易絲的皮膚開始出現其他問題，身體許多部位出現癤腫，過重問題也越來越嚴重。露易絲頻繁出現不明原因的胸痛，有幾次甚至痛到需要叫救護車，這些都是服用嗎啡期間出現的情況。後來醫師改開羥可酮，情況變得更糟。露易絲全身變得更敏感，口腔感染頻繁，牙齦疼痛不已，牙齒狀況變差。露易絲也提到性生活所受的嚴重影響，因為類鴉片會大幅壓抑性慾。

　　因嚴重便祕而兩次掛急診入院是壓垮她的最後一根稻草。第一次發生在某個週五，雖然露易絲服用了瀉藥仍無法順利排便，而且腹痛持續加劇。到了週日晚上，疼痛變得極為劇烈，露易絲不得不叫救護車送醫。送醫過程中，露易絲須吸入一氧化二氮（笑氣）減緩疼痛，最後被推入手術室手動處理便秘問題。

　　第二次發生時，露易絲更加難堪羞愧，她回想起第二次的經驗：「手術室中的醫護都試圖安慰我，叫我不必羞愧。他們說其實很常見到服用高劑量類鴉片的患者出現這類問題。我相當震驚。」

　　第二次的經驗使她下定決心戒掉這些藥物。她前往當地醫院參與鴉片戒除計畫。當然露易絲也擔心戒斷症狀，不過團隊給予她莫大的支持。

　　「我開始出現戒斷症狀，不過疼痛並沒有惡化，他（醫師）隔天再把劑量減少一半，同樣的，疼痛感並沒有增加。我出現很奇怪的戒斷症狀，會無法控制地大哭一分鐘，好幾次感覺驚慌失措，但疼痛並沒有加劇。事實上，到了第三天，情況就開始改善。」

　　露易絲入院戒癮時重約一百六十公斤，後來靠著戒除藥物、多活動、注意飲食，陸續減掉五十幾公斤。減重也對改善骨關節炎很有幫

助，她現在可以自行行走，不需任何輔助器材。除了膝蓋作痛而偶爾服用乙醯胺酚以外，露易絲過去三年沒有再服用其他疼痛藥物。

你也許以為露易絲是例外狀況，不過我向各位保證，我的診所每週都有一兩位患者完全沒有服用任何藥物，而是以截然不同的方法管理自身疼痛。我在這些患者（包括露易絲）身上看到的共同點是，他們通常有一套以身體動作為基礎的疼痛管理替代療法，他們也會實行某些類型的正念技巧，協助大腦減緩中樞敏感化。由於他們的傷害覺成分很低或完全不存在，因此光靠意志的力量就可以管理疼痛體驗，有時甚至達到非常顯著的疼痛緩和效果。這些技巧的減壓效果能安撫大腦的免疫細胞，重新找回平衡。這是非常可行的做法，我將於第八和第九章分別詳述身體動作和正念。

成癮

疼痛藥物成癮是很少人論及的一大隱憂。一九五〇和六〇年代大眾對嗎啡的擔憂達到高峰，醫師通常也非常謹慎，不過患者的疼痛管理狀況仍然欠佳。

同時，醫學持續創新，快速取得突破。醫院開始執行難度更高、耗時更久的手術，各種癌症治療方法問世，患者面對長期疼痛問題的風險也隨之提高（原因包括癌症本身或化療及放射治療）。

到了一九八〇及九〇年代，情況開始改變。美國開始以患者治療後／術後出院時的疼痛緩解程度來評價醫院良莠。如果患者出院時獲得強效類鴉片處方，必然可以消除疼痛，因此會給予正面評價，而患者評分會影響醫院獲得的補助多寡。在偏差的醫療照護誘因制度之下，

眾多患者獲得類鴉片處方，處方劑量也越來越高 [16]。

　　在此同時，立意良善的醫師為了緩解患者的疼痛，再加上藥廠不道德的行銷手法，這類藥物的處方有增無減，卻沒有人關心疼痛患者本身或疼痛成因。

成癮是長期的大腦疾病

　　成癮與依賴是複雜的議題。長久以來，社會普遍認為成癮是道德責任感的缺失與個人的失敗。如果我們不瞭解成癮原因，很容易誤以為只要成癮者努力戒除就能解決問題。我懷疑即便到了現在，仍有許多醫療照護專業人士及社會大眾抱持這樣的看法。然而，隨著我們對大腦的認識持續演進，我們逐漸發現，成癮其實是一種慢性腦部疾病。

　　古柯鹼（cocaine）長期以來都是成癮藥物中的招牌，幾乎所有醫療專業人士都知道一九六〇年代晚期至一九七〇年代初以籠內大鼠為研究對象的知名實驗。這項實驗似乎顯示，儘管提供其他食物，大鼠仍偏好摻了古柯鹼的水。這讓人以為只要攝取一次，藥物也能立即使人成癮。實驗結果在當時引發諸多恐懼，使大眾開始反對包括嗎啡在內的所有類鴉片藥物。

　　一九七〇年代中期，加拿大心理學家布魯斯・亞歷山大（Bruce Alexander）與其團隊進行「老鼠樂園」（Rat Park）實驗，以具有說服力的方式顯示，假如提供豐富、充滿支持的環境，大鼠成癮的機率不如我們預期那麼高 [17]。在一項實驗中，研究者在五十七天當中只向大鼠提供摻了嗎啡的水，之後將這些大鼠移到老鼠樂園中，這個新環境提供其他設施，大鼠就不再需要嗎啡水。

　　一九七〇年代越戰期間，有證據顯示軍人服用古柯鹼及海洛因

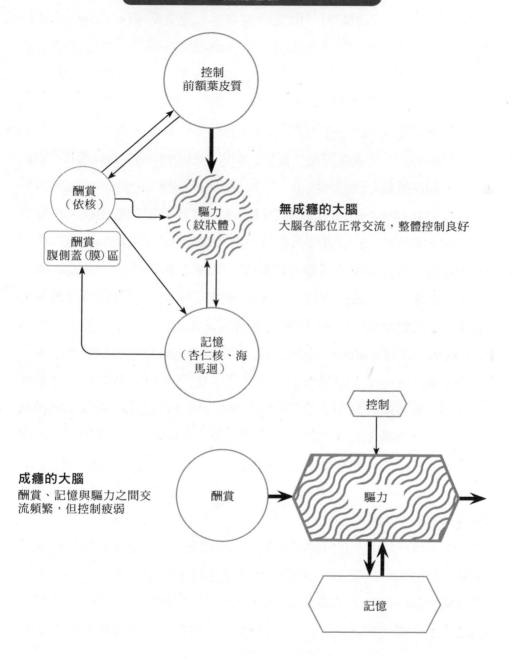

成癮途徑

控制
前額葉皮質

酬賞
（依核）

酬賞
腹側蓋（膜）區

驅力
（紋狀體）

無成癮的大腦
大腦各部位正常交流，整體控制良好

記憶
（杏仁核、海馬迴）

成癮的大腦
酬賞、記憶與驅力之間交流頻繁，但控制疲弱

酬賞

控制

驅力

記憶

（heroin）的情況很普遍，當時估計高達百分之十五的士兵將永久成癮。這項數據促使著名精神科醫師暨研究者李・羅賓斯（Lee Robins）及其同仁針對美國陸軍士兵進行研究。研究結果與當時的既有觀念完全相反，羅賓斯指出，只有百分之五的歸國退伍軍人返國後再次成癮，只有百分之十二毒癮復發[18]。

我們現在知道，許多脆弱的成癮者面對社會及經濟困境，而欠佳的環境進一步提高戒癮難度。嘉柏・麥特（Gabor Maté）在其著作《癮，駛往地獄的列車，該如何跳下》（*In the Realm of Hungry Ghosts: Close encounters with addiction*）中明確強調這一點[19]。麥特醫師為加拿大一般科醫師與成癮專家，於溫哥華市區的波特蘭醫院（Portland Hospital）擔任住院醫師。他敘述患者成癮及創傷原因的文字情感豐沛，令人鼻酸，麥特醫師譴責「向毒品宣戰」（War on Drugs）是一項失敗的政策，主張以同理的態度為成癮者提供安全、豐富的環境。

約翰・海利（Johann Hari）於二〇一五年解讀老鼠樂園的研究結果，主張成癮很可能是人際聯繫斷裂的後果。他熱門的 TED Talk 演講題為「你對上癮的所有認知都是錯的」（Everything you know about addiction is wrong），在我寫作本書時，其觀看次數已累積將近八百萬次，海利在演講中激昂地呼籲重新審視成癮治療的政策並進行必要修正[20]。

酬賞途徑

你可能在想，這些討論和類鴉片、普瑞巴林、佳巴本汀有何相關？其實，我們也該以更具同理心的態度來看待類鴉片成癮。我完全不否認類鴉片具成癮性，這些藥物明顯會作用於酬賞途徑。佳巴本汀和普瑞巴林也一樣，因此於二〇一九年被重新歸類為「可能具成癮性」的

管制藥物。

　　然而，判斷某種藥物成癮性強弱、是否可能致癮時，用藥者有無穩定、低壓力、支持充足的環境，也是同等重要的考量因素。

　　如下圖所示，酬賞系統主要由兩個大腦結構組成，分別是腹側蓋（膜）區和依核，作用的兩種化學物質為 γ-胺基丁酸和人體內自然生成的類鴉片——腦內啡。如圖所示，許多藥物（以及其他形式的「成癮物質」，例如糖／酒精／尼古丁，甚至是色情片和社群媒體）也都作用於同樣的大腦結構。這些物質為大腦提供酬賞，填補社交聯繫的

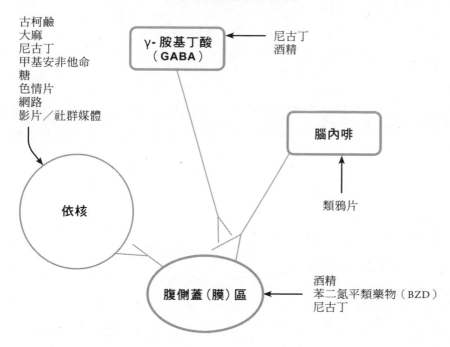

酬賞途徑

酬賞系統
多種藥物及物質作用於此

古柯鹼
大麻
尼古丁
甲基安非他命
糖
色情片
網路
影片／社群媒體

γ-胺基丁酸
（GABA）

尼古丁
酒精

腦內啡

依核

類鴉片

腹側蓋（膜）區

酒精
苯二氮平類藥物（BZD）
尼古丁

空缺或紓解高壓。

　　因此更關鍵的問題並不是某種疼痛緩解藥物是否具成癮性，而是患者的情況是否有利於藥物對酬賞途徑產生強大作用。

類鴉片風險工具

　　我在臨床實務中，向任何患者開立類鴉片處方前，經常使用「類鴉片風險工具」量表[21]。這是一項簡單的篩檢工具，由林恩・韋伯斯特（Lynn Webster）醫師於二〇〇五年所設計，由患者自行填答，作答時間通常不會超過一分鐘。

圈選符合自身情況的方框	女性	男性
物質濫用家族史		
酒精	1	3
非法藥物	2	3
處方藥物	4	4
物質濫用個人史		
酒精	3	3
非法藥物	4	4
處方藥物	5	5
年齡介於 16 至 45 歲之間	1	1
前青少年期曾遭受性侵害	3	0
心理疾病		
注意力缺失疾患、躁鬱症、思覺失調症、強迫疾患	2	2

創傷後壓力疾患、憂鬱症	1	1
總分		

　　三分（含）以下代表未來濫用類鴉片的風險低；四至七分代表中等風險；八分以上則屬於高風險。如果你的分數在四分（含）以上，嘗試任何可能引發依賴反應的藥物之前，請與一般科／專科醫師討論用藥的風險與益處。如果你已經開始服用強效類鴉片且總分在四分以上，但覺得自己準備好在獲得支持的情況下逐漸降低劑量或停藥，那麼請聯絡你的一般科／專科醫師，討論可行方式。

停藥

　　副作用風險是任何疼痛緩解藥物的頭號問題，許多患者也會擔心藥物依賴而想要降低藥物劑量。我認為，如有以下情況，你就可以認真考慮減藥或停藥：

- 臨床上無效。
- 副作用難以忍受或比服藥的益處還大。
- 擔心依賴問題。
- 服藥的理由已經消失，例如疼痛自行緩解、已接受手術治療或服用其他更專門的藥物。

　　蓓森・寇克希爾（Betsan Corkhill）是一位身心與生活型態健康教

練，在當地社區環境中為患者提供協助。她歸納出以下幾項患者經常擔心的事情，想想看自己是否也有同樣的顧慮：

- 想要停藥，卻又擔心找不到替代治療方式。
- 害怕副作用但不敢表示自己的顧慮，擔心「醫師會直接停掉我的藥」。
- 不同專業人士看法不一，令人摸不著頭緒。
- 媒體中關於藥物的片面報導令人憂心。
- 對長遠未來感覺寂寞、害怕、孤立無援。
- 不知道服藥的目的，因此沒有按時服藥。
- 缺乏優質、容易取得、方便、可行的替代治療方法。
- 因為服用多種藥物而自覺羞恥、失敗。

　　減藥或停藥是很困難的決定，以下是一些提供支持的一般性建議，不過你還是應該與一般科／專科醫師合作，讓他們瞭解你重視哪些面向並協助你做出正確的決定，不論是改為其他更好／更安全的藥物，或是減藥、停藥。

T：溫柔（Tenderness）	請以仁慈和同理心對待自己。在此過程中請尋求家人／朋友／摯親的支持。你可能出現上述顧慮，這都是正常的。
A：成癮（Addiction）不等於依賴	你可能會出現依賴和戒斷反應，但不必恐懼，這不是成癮。如有需要，請諮詢專科／一般科醫師。

P：利（Pros）與弊	衡量減藥決定的利弊。思考這對你和生活有何影響，對安全／身體機能有無幫助，是否值得這麼做。
E：接納（Embrace）其他策略	準備好執行其他身心策略，例如本書提到的正念和運動。
R：減藥速度（Rate）	起步小而緩，如果是類鴉片藥物，先從每週減少 10% 開始，一定要與藥師／全科醫師／專科醫師討論。

安慰劑效應

　　瞭解安慰劑效應（placebo effect）與其邪惡分身——反安慰劑效應（nocebo effect，參見第 75 頁）是疼痛管理領域的一大進展。只要知道如何有效運用，這兩種效應對於減緩疼痛大有助益，他們是無痛思維工具箱中威力強大的利器。

　　一般認為安慰劑是沒有治療價值的藥物或療法。任何科學性藥物試驗必定會比較藥物和安慰劑，只要研究能證明藥物效果勝過安慰劑，通常就能取得核准。雖然安慰劑成分可能只是糖和澱粉，卻能對大腦造成明顯可見的影響，這個現象稱作「安慰劑效應」。

　　我在醫學院念書時，安慰劑的形象並不好，部分醫師認為開立安慰劑是不道德的手法。然而，由於我們對於安慰劑效應發生的原因有了進一步瞭解，這種觀念近年有了大幅改變。我們現在知道，安慰劑效應不只來自小小的一顆藥丸，還包括患者與專業人士／一般科醫師／專科醫師的各種互動，例如關心、照顧、溝通與融洽關係。事實上，

哈佛大學醫學教授泰德・卡普查克（Ted Kaptchuk）針對腸激躁症患者進行研究，發現即便明白告訴患者他們服用的是安慰劑（開放式試驗*），他們的病情仍獲得改善[22]。

二〇一八年，透過 BBC2 頻道的播映，治療背痛的安慰劑效應以十分有趣的方式展現於公眾面前。節目由麥可・莫斯里（Michael Mosley）主導，他進行全英國有史以來最大的安慰劑效應實驗，研究題為「Opticare」[23]。一百一十七位來自英國黑潭（Blackpool）的長期背痛患者以為自己受邀參加疼痛新藥的試驗。這種藥物為藍白兩色的藥丸，裝在如假包換的藥瓶中，內含一百二十粒，每錠四百毫克，受試者一天應服用兩次。受試者不知道自己拿到安慰劑或新藥。受試者分為兩組，一組接受慣常的一般科醫師診察，時間不到十分鐘，而另一組的診察時間長達三十分鐘，在此期間，一位富有同情心的一般科醫師會聆聽他們的背痛困擾，然後才提供新藥或安慰劑。

七十一歲的吉姆・皮爾斯（Jim Pearce）是其中一位受試者，他接受節目訪問，在研究開始時他只能以輪椅代步，因背痛而服用的藥物包括嗎啡和愷他命。他因為疼痛而擱置了乘河船出遊的興趣，他的期望是能再次登上河船。

三週之後，莫斯里和團隊追蹤受試者的狀況，他們發現驚人的現象。超過半數受試者的疼痛獲得顯著改善。吉姆已經完全停掉嗎啡，只服用這種「威力強大」的藍白新藥，而且他還擺脫了輪椅，再次登上河船。

後來研究人員向所有受試者揭曉結果：他們全都拿到安慰劑，沒

---

* 譯註：open-label，指研究人員及受試者雙方都知道使用哪一種治療方式／藥物。

有人拿到任何新藥。知道這個事實後，多數受試者還是希望繼續服用這種「新藥」，雖然他們知道膠囊內的成分就只有米粉。這項研究顯示，必要時，心理可以發揮強大的力量。

莫斯里在此顯示安慰劑效應降低疼痛的效果驚人，而且全無副作用。越來越明顯的一項事實是，對於許多疼痛症狀來說，安慰劑可以和傳統療法一樣有效。安慰劑效應不只是正面思考，還有很多化學程序正在體內進行，現在研究者也已經辨識出大腦中處理安慰劑效應的區域。

目前一般認為，這類實驗（包括莫斯里於黑潭進行的實驗）背後的驅動力就是「服藥」的簡單動作和儀式，再搭配持續從事特定活動，這些行為本身就是積極的治療實踐。如果想要發揮安慰劑效應，你可以實行各種健康生活的儀式和習慣，例如合適的飲食、定期運動和全人（身心）治療，這些都是安慰劑效應的一部分，本書後續章節將會探討。在大腦和脊椎的層次，服用安慰劑和實際藥物會釋放出同樣的化學物質。醫病之間良好的溝通與信任、患者對藥效的期待，也都能強化安慰劑反應，同時提高體內的腦內啡分泌。有些人對於新體驗抱持開放心胸且擁有成長心態（學習新事物的意願），安慰劑效應在他們身上的成果最為顯著。瞭解安慰劑的可能助益後，你也願意考慮服用嗎？

反安慰劑效應

我們先從字義本身開始說起。「nocebo」來自拉丁文，意思是「我會造成傷害」，指的是如果患者對於任何特定事件、藥物或療法抱持負面期望，這種想法後來可能確實會使過程更加痛苦。

評估自己的疼痛藥物

請列出你手邊的所有藥物，你曾經服用過哪些？曾出現什麼副作用？有哪些未曾服用過？

- 你目前服用哪些疼痛緩解藥物？
- 請列出你曾經服用與正在服用的非類固醇藥物。
- 請列出你正在服用的神經系統藥物。
- 請列出你正在服用的強效類鴉片。
- 請列出你正在服用的疼痛緩解或肌肉鬆弛藥物。
- 你對於自己正在服用的藥物有無任何擔心的想法？
- 你是否擔心藥物問題及副作用？
- 你認識的人當中，是否有人曾經服用這些藥物並出現問題？這是否降低你服用同種藥物或嘗試新藥的意願？

如果你對疼痛藥物或其他藥物產生副作用，可以造訪 rxisk.org，這個網站提供副作用相關教育資訊，協助患者與專科醫師進行討論；另一個實用資源是 askapatient.com；如果你想參考其他患者的用藥經驗，可造訪 painkillersdontexist.com。

參閱這些資訊並與醫師討論，盡可能廣加搜集用藥資訊，以便瞭解自己有何選擇。

如果我向患者說明某種藥物的藥效，然後鉅細靡遺地強調可能的負面副作用，那麼這位患者感受到副作用的機率就會大大提升，這就是所謂的反安慰劑效應 [24]。

同樣的，我們現在知道，醫師和醫療照護專業人士描述藥物或病症所使用的詞彙可能令患者焦慮、擔憂，這也會提高副作用的發生機率，甚至降低治療效果。

臨床上，如果患者因負面期望進而體驗到藥物的副作用，他們就不太願意繼續服用。在生理層面，負面期望會使身體釋放皮質醇等化學物質和荷爾蒙，這會強化最初的那些負面感受，未來再次經歷時感受也會更加強烈，這也可能影響患者對其他同類藥物的反應。

SUMMARY

- 各式各樣的疼痛藥物都可能緩解疼痛。不過要確實有傷害覺存在，藥物才能發揮作用。
- 若疼痛並非來自傷害覺，藥物無法發揮藥效。
- NNT 和 NNH 是瞭解某種藥物是否值得嘗試的實用指標。
- 強效藥物作用於大腦中的酬賞途徑，存在成癮風險。
- 用藥者是否成癮取決於其社會支持與聯繫，並不完全是因為藥物本身。
- 後續章節將說明如何以不用藥的方式管理疼痛。

CHAPTER 04

介入措施

當醫師最有成就感的一件事，

就是看到病人不必動手術就消除疼痛。

——大衛・漢斯科姆（David Hanscom），脊椎外科醫師

　　蒂娜下背疼痛已經超過十年了，她在網路上詳細記錄自己與疼痛共處的過程，也提到與各方醫療照護專業人士接觸往來的經驗，探討患者期望臨床醫師提供什麼樣的協助，我是透過這些社群媒體及網誌認識她的。

　　蒂娜的疼痛其實相當典型，許多人的背痛都是這樣開始的：「我的疼痛開始得很突然，起因是搬運物品受傷，在疼痛出現前的幾個星期，我一直忙著清理一間維多利亞式房屋的閣樓。疼痛是在某個週六早上開始。剛起床時還無痛無礙，我和先生決定到當地風景區喝咖啡。坐上車時，我感覺到一點點不舒服，午餐時間回到家時，我就知道一定有某個地方出問題了。到那天晚上，我已經沒辦法走路。隔天我先生幫我打給一般科醫師，醫師開止痛藥給我，不過疼痛仍然持續。再

隔天，我發現我已經二十四小時沒有排尿，而且尿不出來。

醫師懷疑蒂娜脊椎（脊尾）有夾神經（神經根病變）的狀況，於是收治住院五天，而 MRI 掃描發現她的椎間盤脫垂，「壓迫到坐骨神經根」。四到五週之後，蒂娜才再次開始走路，她說：「好幾週以來，我都沒辦法坐下。老實說，即便是現在，坐下仍然相當疼痛。一開始，連穿衣服都有困難。我沒辦法準備餐點，日常需要大量支援才能稍微正常生活。和那時相比現在已有逐步改善。」

之後一年，蒂娜服用大量疼痛藥物、接受物理治療及導引注射（一次神經阻斷及四次尾骨注射），最後，在疼痛最初發作的十七個月後，蒂娜接受手術治療。不幸的是，即便手術也沒辦法緩解疼痛，醫師的診斷是「背部手術失敗」。蒂娜寫道：「背傷之後的三到四年，我接受了各種生物醫學治療（藥物／注射／手術）」，但從來沒有人把她引介到疼痛診所。

一般常認為手術就是所有疼痛的最終解決之道，尤其是骨科的各種疼痛，不過泌尿科、一般外科或婦科等其他專科也有同樣的狀況。本章「介入措施」指的是由我這類疼痛醫師執行的類固醇／皮質醇注射（例如神經阻斷和硬膜外注射）以及外科醫師進行的手術。

我得揭露利益衝突，我自己接受過注射訓練，類固醇注射的確有效，我也經常使用，不過必定是我認為有發炎反應的情況才會使用。就和藥物一樣，傷害覺明確存在時，注射效果最好，在這種情況下，注射治療在急性疼痛管理中占有一席之地。

然而介入措施本質上源自笛卡兒學派，這代表其根本假設是，疼痛永遠來自周邊結構，所以只要能阻斷、切除、麻痺或移除，就能消除疼痛。這是非常生物醫學的策略。

我們在第一章已經談過，傷害覺不同於疼痛（參見第 23 頁）。如果傷害覺的成分不存在或占比很低，注射或手術的效果將不如患者或臨床醫師的預期。和手術相比，至少類固醇注射的傷害或永久損傷風險比較低。然而，注射並沒有長期效益，經常得一再施打，因此開始受到保險業者／NHS 專員的嚴格審查。

每週前來看診的二十五至三十位患者中，至少會有十位深信只有手術能消除疼痛，他們不認為疼痛管理、嘗試藥物或注射會有什麼用，他們覺得這不僅浪費他們自己的時間，也浪費我和 NHS 的時間。大眾幾乎被制約，對各種手術的全面效果深信不疑。我們以為任何新式手術絕對比舊方法更優秀，手術時間越長、越複雜就越厲害，也以為「醫師一定是認為手術有效，而且以患者的最佳利益為考量，才會建議我接受某種手術。」

可惜事實並不是如此。澳洲新南威爾斯大學（University of New South Wales）的骨外科手術教授伊恩・哈里斯（Ian Harris）大膽聲稱：「我們高估了手術的真正效果，其一原因是安慰劑效應[1]。」

介入措施的其中一個問題是，許多醫師建議疼痛患者接受重大手術前，並沒有充分瞭解他們。比方說，多數接受關節置換手術的患者都有程度不一的術前疼痛，而現在已有證據指出，骨關節炎也可能是中樞敏感化所導致[2]（參見第 53 頁），因此疼痛的關節不一定有傷害覺成分（沒有釋放活性化學物質），患者的疼痛感其實是來自脊椎或大腦中樞敏感化。因此，在這些患者身上，類固醇注射甚至是手術都不太可能完全見效。

不論是 NHS 或私立體系，英國醫院在建議患者接受手術前，鮮少積極處理或改善患者術前的狀況。我越來越常看到患者接受手術後病

情沒有改善，甚至反而惡化。未獲改善的原因眾多，其中幾乎所有案例，患者的傷害覺成分都很低，但術後疼痛體驗及中樞敏感化程度不減反增。近來對於注射治療，我也越來越謹慎。

班的經歷

班於二〇一〇年轉到我的診間。他二十幾歲的時候在當地的廣播電台擔任 DJ，時常選播慵懶爵士樂和沙發音樂，這種曲風選擇也反映了他友好的個性。

班的疼痛起於青少年時期擔任實習生時的一場嚴重病毒感染，感染之後，他飽受慢性疼痛及疲勞所苦。後來疲勞感開始消退，他注意到一股強烈的灼痛感蔓延至雙腿，班形容感覺像「滾燙的熱水持續澆注到腿上」。

他接受我一位同事的診療，這六到八年來，他嘗試過各種神經阻斷和硬膜外注射，但疼痛沒有任何明顯的長期改善。我認為他的症狀很像是複雜性局部疼痛症候群（complex regional pain syndrome），這是非常難纏的問題，對於班這類案例，NICE 建議考慮接受脊髓刺激術（spinal cord stimulation，簡稱 SCS）。

SCS 是比較高階的經皮神經電刺激術（transcutaneous electrical nerve stimulation），以硬膜外穿刺針連接導線，放入脊椎上方。接著移除針頭，並將導線連接至類似心律調節器的儀器，儀器會傳送電波，產生振動或脈動並傳送至大腦。接著大腦判斷，比起手術部位傳來的傷害覺，大腦比較喜歡振動感，於是疼痛感減輕。這不是治本的解決方法，只是聰明的分散注意力技巧，可以阻擋、修改由周邊傳來的信號。以班的情況來說，我們仍然不確定產生疼痛的部位，但我懷疑脊椎可能

是痛源所在。班接受 SCS 後大幅減緩了疼痛，改善了生活。

　　還有許多和班一樣的成功案例，這些患者透過這類醫療處置或其他重大手術，的確獲得正面結果。然而不幸的是，班與疼痛的搏鬥並未就此畫下句點。倒楣的班受到感染，因此得取出儀器（調節器）。

　　於是某個涼爽的十二月早晨，班再次來到我的診間，他說：「醫師，就這樣了嗎？我想要消除疼痛，但我不認為往後更多手術是好辦法，每三個月都來接受注射？我真的吃不消。SCS 本身很棒，但感染簡直是惡夢一場。」

介入措施的問題

　　看到班和蒂娜的遭遇，還有眾多其他我見過或聽聞的患者經歷，這一切確實讓我對注射及手術的效果改觀，令我不禁提出一個根本的疑問：介入措施到底能達成什麼效果？而當介入無效時，患者還有什麼可能的選項？

　　到頭來，我們要知道的是，介入措施和手術在疼痛管理中扮演什麼角色，而患者和外科醫師／臨床醫師的目標是什麼？所有疼痛患者都想要擺脫疼痛，而他們誤以為，既然問題來自某個身體結構，那麼移除該結構應該就能解決問題。這種想法直截明瞭，然而疼痛其實相當複雜，而且可能牽涉眾多身體結構，因此對許多患者來說，切除並不是好辦法。

　　外科醫師希望順利完成手術，避免感染或併發症。我認為手術之前經常遺漏的程序是對疼痛患者進行評估，因為大家都認為問題只出在身體結構。

碰到膝關節炎或髖關節炎等問題時，患者與醫師雙方通常一致認為手術無可避免。當然我瞭解在盲腸炎或急性椎間盤脫垂導致腿軟或失禁的緊急情況下，確實需要手術，不過多數其他病患通常只是以為自己需要手術。

　　有時外科醫師看輕比較保守的策略，他們也可能認為患者難以落實運動等保守的疼痛管理模式，但這些都只是個人偏見，他們沒有與時俱進，未能根據新證據來更新自己的觀點，或是因為證據和自己原本的認知相悖就拒絕接受。

　　雖然以下所舉資料以骨外科手術為主（骨外科患者是轉介至疼痛診所的大宗），但根據我的經驗，這個原則能套用到所有科別的外科醫師。伊恩・哈里斯教授指出了以下幾個廣泛原則[3]。

事後歸因謬誤

　　多數人（包括醫師們）都可能陷入事後歸因謬誤。基本上，事後歸因謬誤指的是，假如 Y 事件之後發生 X 事件，我們就會自動以為 Y 是導致 X 的原因。舉例來說，人類觀察到公雞會在日出前啼叫，如果有人以為是因為公雞啼叫，太陽才升起，這就是一種事後歸因謬誤[4]。

　　以疼痛來說，事後歸因謬誤非常常見。假如患者頸痛或下背痛發作，之後接受掃描，發現有椎間盤突出或椎間盤脫水的跡象，雖然這都只是正常的老化現象（就像長出白髮），但我們容易誤把椎間盤突出當作疼痛的肇因，進而引發後續的治療與調查。

　　確實在部分情況下，掃描可能發現腫瘤或增生，而這很可能真的是疼痛的原因，不過以骨科來說，在多數情況下，椎間盤在疼痛發作前就已經是突出的狀態，而疼痛另有原因。

下圖顯示針對身體不同關節進行研究所得的數據。令人驚訝的是，這些身體部位（臀部、膝蓋、肩、頸）的結構變化常在疼痛發生前好幾年就已經出現了。有時患者完全沒有感到疼痛，而是身體檢查時才碰巧發現這些變化。

最令人驚奇的是，這些接受 X 光或 MRI 檢查的受試者全都沒有症狀，不過他們的掃描結果都顯示出年齡相關的退化現象。我們從這裡

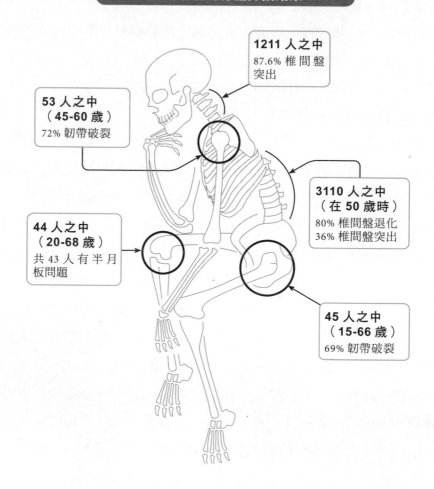

無疼痛者的身體掃描結果

1211 人之中
87.6% 椎間盤突出

53 人之中
（45-60 歲）
72% 韌帶破裂

3110 人之中
（在 50 歲時）
80% 椎間盤退化
36% 椎間盤突出

44 人之中
（20-68 歲）
共 43 人有半月板問題

45 人之中
（15-66 歲）
69% 韌帶破裂

可以看出，手術經常是不必要的。

就我看來，事後歸因謬誤是過度醫療化的主要原因，使得醫病雙方都過度熱衷以介入措施和手術來解決問題。我建議班接受手術及SCS時，我真心相信這能解決問題。我想很多外科醫師建議患者接受手術時，也都認為自己是在做正確的事。然而，這五年來不斷閱讀科學文獻，我發現支持手術的證據有時其實不存在；多數時候，支持手術的證據都很薄弱，甚至被證實並不是最佳選項，反而會造成更大傷害。還好現在情況有所改善，骨外科手術教授伊恩·哈里斯主張進行更多研究，嚴謹調查哪些現有手術確實有效，能為患者和社會整體帶來正面價值。

社會的錯誤認知

除了事後歸因謬誤，另一個相關的想法是，民眾常誤以為注射和手術等侵入性更高的選項必然有效。雖然這些介入措施可能是極端選項，但大家都認定這是解決方法，願意為這個最終決定買單，也能獲得社會大眾的支持與理解。

我之前說過，如果要割盲腸、生產、切除腫瘤／囊腫／增生，手術當然是正確選擇，不過這不代表疼痛僅限於該部位。即便是囊腫和腫瘤，同樣的原則依然適用，有時患者是因為別的原因而意外發現囊腫／腫瘤，因此這並不是疼痛的真正根源。疼痛程度和腫瘤、囊腫的尺寸並沒有正向關聯。

知識尚不普及

社會大眾可能深信醫師們知道自己在幹嘛。然而，疼痛極為複雜，

你的外科／專科醫師不一定知道傷害覺與疼痛的區別。多數四十幾歲的英國專科醫師在他們五至七年的醫學院生涯中，平均只接受十二小時的疼痛教育[5]，而當時傳授的內容以笛卡兒學派的生物醫學策略為主，此學說相信切除身體部位就是緩解疼痛的解決方法。

缺乏完善法規

手術植體和相關研究的另一個問題是缺乏完善法規。藥物通常會經過非常嚴謹的動物及人類試驗，通過之後才會提供給一般大眾。然而法規並沒有要求手術技術或植體必須接受同樣的審查，因此可以直接推銷給外科醫師和社會大眾。報導中關於乳房植體、金屬材質髖關節置換物、陰道網膜所出現的大量問題都起因於缺乏法規，也未曾針對其長期安全性進行充分研究。幸好這種情況已開始有所改變。

缺乏改變誘因

由於介入措施有時確實有效，因此醫界缺乏改變現狀的動機。他們認為短期（幾個月）緩解疼痛就等於驗證介入措施的效果，因此沒有理由改變做法，但這不是患者所期望的結果。

哈里斯指出，醫師通常都是以「搖搖欲墜的三腳架論證法」來說明手術[8]：

1. 生物學原理聽起來合乎邏輯且可信（「從掃描結果看來，椎間盤看起來似乎碰到神經了，所以只要取出椎間盤，就能消除患者的疼痛」）。
2. 「我看過或讀過一些資料，這種手術在實驗室或一些動物試驗

中成功，因此應該也對人類有效。」

3.「我之前做過這種手術，或看過指導老師操作過，當時成功了，
　這次沒道理不會成功。」

　　這些推論在批判思考中都充滿缺陷。任何形式的手術及介入措施，
不論是脊椎、骨科、骨盆、泌尿科或婦科手術，都可能出現同樣的偏
見及結果。殘酷的事實是，手術從未經過試驗或與假手術（安慰劑）
進行比較，檢視手術是否真能帶來改善。不過在過去十至二十年間，
這點有所改變。

　　研究者曾比較數項手術與假手術的效果。舉例來說，一群荷蘭研
究人員以一百八十位五十歲以上脊柱骨折的患者為受試者[7]，他們的
疼痛程度都相當高且喪失身體機能。其中九十一位接受椎體成形術
（vertebroplasty，將水泥注射至脊椎骨頭中，用以治療骨質疏鬆相關的
骨折）；另八十九位則是接受麻醉，但沒有實際注入水泥，只在身體
外部做出微小切口，並在骨頭附近進行局部麻醉（假手術）。

　　研究人員分別於術後滿一個月及滿一年時追蹤患者情況。術後一
個月時，兩組患者的疼痛程度都獲得五成以上的改善，且效果持續至
術後一年，兩組之間並沒有差異。讀者可能認為，住院接受麻醉的整
個儀式就是減緩疼痛的關鍵，的確如此，在假手術組中，患者可以獲
得手術的效果，而不必承受注射水泥這個危險程序的副作用。

　　亞德里安‧路（Adriaan Louw）博士是疼痛科學教育專家，著有《疼
痛神經科學教育》（Pain Neuroscience Education，暫譯），他檢視二〇
一七年所有身體部位手術與假手術的比較結果。過去研究者曾針對下
背、膝蓋、肩膀、骨質疏鬆相關脊椎疼痛及網球肘進行假手術。路博

士的團隊發現，針對以上所有身體部位，安慰手術與實際手術的效果都沒有差異[39]。

　　所有手術都有感染風險，也可能導致神經損傷或使疼痛惡化。若手術無效，將對患者造成更多痛苦，因此在部分情況下，外科醫師可能覺得自己必須再次進行手術或提供額外手術。

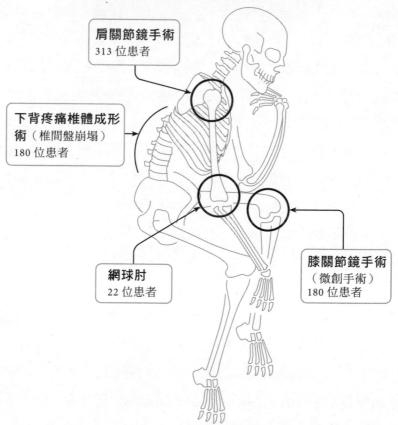

真假手術效果無異的案例研究

肩關節鏡手術
313 位患者

下背疼痛椎體成形術（椎間盤崩塌）
180 位患者

網球肘
22 位患者

膝關節鏡手術
（微創手術）
180 位患者

術後疼痛

　　下表可看出，多數手術造成慢性術後疼痛的機率很高[9]。舉例來說，接受膝關節置換術的患者中，高達百分之二十會出現與術前不同的疼痛，使他們的生活品質依舊低落，且可能仍須服用疼痛藥物[10]，然而骨關節炎患者正是不想繼續服藥才接受手術。

手術種類	術後疼痛風險
膝關節置換術	13-44%
髖關節置換術	27%
乳房手術（乳房切除術）	11-57%
剖腹生產	6-55%
截肢	30-85%
膽囊切除術	3-50%
腹部手術	17-21%
腹股溝疝氣修補術	5-63%
子宮切除術	32%
脊椎手術	20%

　　首先，我們來定義兩種手術相關疼痛。

　　第一種疼痛使患者認為手術就是接下來唯一的最終選擇，例如骨關節炎、盲腸炎、膀胱或腸道相關症狀、背痛或頸痛。身為疼痛醫師，我常見到患者接受了技術完善的手術，然而疼痛仍然持續。第二種則是手術造成的神經損傷，我們稱之為「術後神經性病變疼痛」。

你的疼痛是否屬於術後神經性病變疼痛 [11] ？

- 疼痛是否仍然存在，（手術後）疼痛的持續時間是否已超過三個月？
- 手術之前有無類似的疼痛？
- 這種疼痛是否和術前的疼痛感覺不一樣？
- 疼痛感是否局限於手術部位？

如果上述所有問題的答案都是「是」，那麼你的疼痛很可能屬於術後神經性病變疼痛。

醫界認為這種疼痛更為複雜，其中包含手術（疤痕等）部位的傷害覺，再加上脊椎或大腦途徑的過敏問題（整個神經系統中的免疫細胞都出現發炎反應，與我們一般認知的發炎不同，治療方法也不一樣）。

大家應該都知道，以下情況可能提高手術負面結果的風險 [12]：

- 患者同一部位慢性疼痛。
- 患者具有多重醫學問題。
- 患者有心理健康問題，例如焦慮和憂鬱。

當手術失敗時

手術失敗時，可能導致數種問題：

- 心理方面：手術失敗可能導致心理問題，患者得花費一段時間

從失敗的手術中康復過來。面對重頭再來的不確定性，患者可能感到焦慮與擔憂。

- 財務方面：財務上，患者、保險業者或 NHS 必須為第二次手術買單。此外，額外的休息時間可能影響患者回歸職場或照顧家庭的時程。

- 身體傷害：失敗手術及其後遺症可能對身體造成明顯傷害、額外死傷，假如手術原本就沒有必要，那更該進一步調查、審視。

我認為，失敗手術所造成的傷害是最嚴重的問題。但外科醫師和患者通常都沒有把這個問題放在心上，然而我們都看到這幾年關於金屬材質髖關節置換術的新聞頭條，更近期還有陰道網膜修補問題的報導。

如果這些手術打從一開始就沒有必要呢？也許我們真正該探究的是手術的必要性，而不是手術為何失敗。

為什麼大家還是想要動手術？

許多人仍然想要直接動手術，背後的原因很多。

想要做些什麼

有時患者和醫師會陷入集體催眠的思維中，認為手術是解決問題的典型方法。如果不動手術，患者可能感到不自在，質疑「我的人生難道就只能這樣嗎？」我有一些較年輕的患者曾經相當受挫地對我說：「我才二十六歲，我不要被疼痛擊敗。只要能擺脫疼痛，我什麼都願意嘗試，即便是好幾次手術！」

具有反安慰劑效果的言論

第二個問題是，如果掃描或 X 光發現結構變化，外科醫師很可能對此提出個人見解，而這些言論很可能具有反安慰劑的效果（見第 75 頁），令患者相當擔憂。

在我自己的實務經驗中，我碰過一位六十五歲的老太太告訴我，她不會做任何運動，因為她的外科醫師曾經告訴她，她的右膝在掃描中呈現「骨頭磨骨頭」的狀態，因此她需要盡快接受手術，否則會連帶影響髖關節和背部。醫師提醒她任何活動都要小心謹慎，否則可能使情況惡化。

另一位六十幾歲的老先生被外科醫師輕率的告誡嚇到，醫師告訴他脊椎已經「粉碎」，假如他再晚一些就診，就得坐輪椅好幾個月。醫師說老先生的 X 光結果是他擔任外科醫師生涯中看過最糟的情況，這也加深患者的擔心與憂鬱。多數人都高度倚賴視覺，以上兩位醫師的言論都在患者大腦中留下令人不安又栩栩如生的影像。這些畫面牢牢留在腦海中，非常難以抹滅，於是患者就認定手術是唯一的解決之道。醫療照護專業人士的言論對於患者觀念具有持久的影響力。研究人員曾調查一百三十位慢性下背部疼痛患者的錯誤觀念從何而來，百分之八十九的受試者表示是聽聞醫療照護專業人士的說法 [13]。

獲得保險業者或 NHS 的批准

NHS 不常公開討論手術成本，以免被視作試圖限縮醫療照護。美國醫學博士暨世界級研究者維納・普拉薩德（Vinay Prasad）及亞當・希福（Adam Cifu）博士合著的《終結醫療倒退》（*Ending Medical Reversal*，暫譯），以及澳洲骨外科醫師伊恩・哈里斯教授撰寫的《手術是

終極安慰劑》（*Surgery, the Ultimate Placebo*，暫譯），這兩本書都提到，儘管常見手術的不利證據日益增加，醫界卻持續實施或研究這些手術，其實原因來自醫師本身 [14]。

他們指出，許多醫療照護體系的建構與給付都是以手術數量為依據。事實上，一直到二〇一七至一八年度，NHS 的合約一直是根據手術數量付費，要到隔年二〇一九年初才有所改變。現在我們開始以更嚴謹的眼光審視證據，過去 NHS 體系慣常提供的多種注射及手術已經被排除或無法再申請給付。

我認為，對於經過謹慎評估的患者，再搭配合適的復健支援，介入措施仍有其重要性。然而目前證據不足以說服保險業者及 NHS。

你適合接受介入措施嗎？

「明智選擇」（Choosing Wisely）是一間獲得多國政府支持的跨國團體，宗旨是鼓勵患者謹慎思考自己的治療選項 [15]。他們建議所有患者與專科醫師討論未來手術時，詢問以下四大類問題：

有什麼助益？

- 就你的認知，醫師提議的手術有何助益？
- 醫師是否向你說明手術的助益？
- 你能獲得哪些助益，手術需要花費多久時間？
- 這些助益是否符合你對結果的期望？

通常外科醫師和患者對於理想結果的認知都有細微但非常重要的區別，請確認你和醫師的想法一致。如果你和外科醫師共同認為手術可以達成理想結果，那就可以著手進行；否則請多花一些時間討論，確實瞭解手術的風險及後果。

有什麼風險？

- 醫師是否向你說明手術的風險？
- 你是否瞭解這些風險的意義？

醫師與患者之間的溝通常存在落差，以致醫師傳達的訊息與患者理解的內容並不一致。尤其在說明風險時，兩者的差異最為明顯。有時風險過於模糊，會使患者無法理解。「知情同意」的概念近來非常重要，隨著二〇一五年該概念在法庭上取得重大勝利，凸顯出患者身為理性的個人，應該得知所有風險與助益，以便做出適當的決定。

你可能會質疑，患者所知是否足以挑戰醫療照護專業人士，不過我認為，就慢性疼痛相關的手術計畫來說，疼痛領域的進展日新月異，患者很可能更熟悉自己的疼痛，比多數醫療照護專業人士瞭解更深。因此你應該主動確認手術助益大於風險，因為沒有任何一項手術或注射能全無風險或保證成功，就算是我自己或我的同仁所執行的也一樣。

有什麼替代選項？

- 醫師是否向你說明有無其他合適的替代選項？

- 醫師是否提供手術之外眾多替代選項的相關資訊？
- 如果手術不可行或不夠安全，醫師是否提及其他各種資源或可以考慮的選項？

由於我們幾乎不可能保證手術有效或安全，既然介入措施可能造成傷害，醫師應該告知患者其他替代選項並與患者討論可行性。

如果你的外科醫師不太瞭解替代療法，無法提供不帶偏見的公正說明，你可以尋求一般科醫師或疼痛專科醫師的協助，向他們諮詢手術之外的替代選項。如果你仍然覺得手術成功機率很高，那不妨接受手術。

接受手術前，請務必將自己的整體健康狀況調整到最佳狀態，確保自己有充足的時間進行術前復健（讓自己的身心做好準備），學習在術後康復期間照顧自己的技巧。建議你在手術之前多加練習，這會比手術後再學習新事物要容易一些。

如果我什麼都不做呢？

這是一個相當重要卻經常遭到忽視的問題，其中的重點就是抱持開明的心態。我的同事向我提過七十五歲的退休長者史密斯（Smith）先生，他最近幾個禮拜左臀開始感覺不適、隱隱作痛。掃描顯示史密斯先生有髖關節炎的跡象，醫師和他討論後續治療。一次又一次物理治療之後，有一位外科醫師提議，他們有辦法重整髖關節，「解決」問題，醫師說職業網球選手安迪・莫瑞（Andy Murray），就是接受這種手術之後才得以重返網球場。

史密斯先生有輕微的神經問題，他的神經科醫師提醒他，任何手

術都可能使神經狀況惡化。一週後，我的麻醉科同仁在手術前為史密斯先生進行術前評估。

由於外科醫師建議史密斯先生接受手術，神經科醫師卻提出警告，聽到兩方相互牴觸的建議，史密斯先生感到相當茫然。我的同仁富有專業與耐心，更重要的是，她以同理的角度與史密斯先生詳細討論他的疑慮。她說明髖關節置換術之後，在物理治療及運動方面，復健通常需要花費多久時間。這時，史密斯先生表示，現在多數日子，他還是可以在花園待兩個小時，只要服用乙醯胺酚，也可以睡上一晚好覺。目前他能獨立生活，也可以開車到市中心採買東西。

他問我的同事，如果不動手術，繼續照常生活，那會如何？我的同事向史密斯先生說明不動手術會是什麼情況，需要做些什麼來幫助身體保持活力，協助他做出決定。史密斯先生照做了，他謝謝我的同事幫助他擬定這樣的計畫。

史密斯先生不需要手術，但之前沒有人和他討論過這個選項，因此他不知道自己其實**可以**選擇什麼都不做。我們大家都不希望被當作無所作為的人，醫師們其實也一樣。

全方位觀點

我們現在已經知道疼痛管理相關介入措施及藥物的主要問題。介入及藥物雖然重要，但經常過度使用，一旦你知道這兩項技術的限制及優勢後，就能理解其他更新、安全性更高的長期策略有何重要性，以此來克服疼痛，這也就是「無痛思維」扮演的角色。

本章開頭提到的蒂娜在疼痛首次發作的四年後遇到一位物理治療

師，對方與她建立深厚的互信關係，協助她瞭解疼痛體驗的複雜。

蒂娜回想道：「我原本以為，疼痛是來自身體某個受傷部位，只要臨床醫師把受傷的地方修好，我就能康復，不過我的復健師以比較實際的角度釐清我的觀點。我如果中風，馬上就會有人來協助我恢復健康，但我背痛的復健等了四年才終於開始。我之前的物理治療師只是進行一般的核心運動和操作治療（manual therapy，或稱手法治療、徒手治療）。他們拿出脊椎的模型，向我解釋椎間盤脫垂，但其實知道這個沒多大意義，不是嗎？他們大概以為他們是在教育我，但這不是我需要的資訊，我需要更個人化的方法。這聽起來很蠢，但我需要有人告訴我：壓力會使疼痛惡化、工作太辛苦也會使疼痛惡化。我需要專業支援，協助我瞭解自己的身體發生了什麼事，什麼情況可能增加或減緩疼痛。」

儘管接受介入措施及手術，蒂娜的疼痛仍然持續。原因可能是椎間盤切除手術之後的神經損傷，不過她也提到，壓力和焦慮會使疼痛惡化，此外，她也擔心必須終身服用強效藥物。

她和物理治療師建立起治療同盟，家人的支持與她身為患者專家的自覺同樣大有助益。蒂娜失去教學的工作，不過她大幅改變生活，現在過著較為平靜、沒有壓力的日子，她說自己「對事物的價值有了不同的看法」。她的網誌和志業對臨床醫師及患者很有幫助，蒂娜獲得專業患者權益倡議人的新角色，同時為一般民眾及專業人士提供指引。

以班來說，他發現自己必須正視其他身心問題，於是他透過瑜伽與遛狗提升運動量，進行自我管理。他的太太是皮拉提斯教練兼物理治療師，她協助班搭配他喜愛的音樂，練習冥想／正念。班完全戒掉對強效鴉片劑的依賴，這一切讓他過上更有意義的人生。現在班可以

平衡、管理自己的疼痛，同時扮演 DJ、父親、好丈夫的角色並維持工作效率。

　　班有時仍會感到疼痛，每四到六個月還是會回診，但他已經不是我二〇一〇年第一次見到他的那個模樣。他現在更開心、更平靜，培養出無痛思維，也有一份照顧自己、充實過活的計畫。

　　如果你正在重新思考手術的意義，或者從來沒有把手術當成選項，請不用擔心，你現在已經準備好瞭解無痛思維其他面向的重要性，你可以在生活中實行這些策略，克服疼痛。本書會協助你真正瞭解減緩、克服疼痛的各種方法，而不只是期望透過手術解決問題或等待醫學奇蹟。很多和你一樣的病患在降低藥量、不必接受手術的情況下，已經展開充實的人生，提高生活品質。你也可以辦到，而這要從認識神經系統開始說起，瞭解疼痛在演化中扮演的保護角色。

SUMMARY

- 介入措施包括類固醇注射和重大手術。
- 不像藥物，多數手術的效果未曾和控制組或安慰劑進行比較，實際進行這類研究的手術似乎並未發現明顯助益。
- 如果手術失敗，多數都有造成慢性術後疼痛的風險。
- 介入措施若能搭配優良的術前準備或術後復健計畫，效果最好。
- 接受任何手術或注射前，請詢問自己「助益、風險、替代選項、無為」的四大類問題。

CHAPTER 04

神經科學與壓力管理

就算表面看起來直截明瞭，

疼痛生理學絕對沒那麼簡單。

——洛立瑪・莫斯里教授，醫事檢驗師暨疼痛研究者

我認為本章的重要性遠超過其他章節，我希望各位讀者也能體會到這一點。透過掃描這種先進技術，我們得以觀察腦部運作，使我們能進一步瞭解慢性疼痛。我每週在醫院及社區診所中診察超過五十位病患，科學新發現協助我更加瞭解黛比這樣的患者，遠超過新科技出現前的期望。

黛比的經歷

大約八年前，黛比經歷一次看似平凡無奇的急性下背痛，她的疼痛問題就是從那時開始的。掃描發現黛比的椎間盤突出，醫師說這就是造成疼痛的原因。黛比接受了四次 NHS 物理治療，但未見成效，注射也沒有太大的緩解作用，於是二〇一二年，黛比接受椎間盤切除手

術。不幸的是，手術也完全沒有幫助，而黛比下背疼痛的持續時間拉長、程度也提高，身體左側還出現坐骨神經痛般的疼痛，往下蔓延至左腿。

黛比也抱怨左膝疼痛，於是物理治療後，她被轉介給膝蓋外科醫師。醫師建議她接受微創關節鏡手術，清除關節炎的部分，但這項手術也沒效，二〇一三年，醫師再建議她接受小型膝關節置換術。然而手術後疼痛仍然持續，程度絲毫未減。

接著黛比開始感覺肩膀疼痛。你猜接下來怎麼辦？嘗試物理治療和藥物都無效後，黛比被轉介給專治肩膀的外科醫師，醫師診斷黛比患有肩夾擠症候群，於是黛比的肩膀再次接受微創清除手術（還記得上一章我對這些手術的看法嗎？）剛開始似乎獲得成效，不過三個月後，疼痛又回來了，而且不只手術部位，另一邊肩膀也開始疼痛。

這段期間，黛比也來到我的疼痛診所治療背痛。一開始，我進行幾次關節注射，接著是硬膜外注射，但是效果都只維持幾個月。在此同時，黛比開始頻繁頭痛，診斷出偏頭痛的問題，但偏頭痛藥物沒什麼效果。這時離最一開始的背痛已經過了五年，黛比的疼痛蔓延到全身，因此她去看風濕科醫師，對方診斷黛比患有纖維肌痛。黛比的其他診斷還包括腸激躁症和膀胱過動症。

黛比服用可待因、可待因及乙醯胺酚混合物、那普洛先、妥美度、強效鴉片劑和神經系統藥物，但所有症狀和不適仍然持續。她的病歷有整整三大冊。這是否引起某些讀者的共鳴？你的身體是不是也到處都是毛病？我開始意識到，其實我看過非常多像黛比這樣的病患，有

些是接受日間手術＊的患者，有些是巡房時見到的住院患者，也有些是診所及社區服務的門診病患，他們都有複雜的多重問題。

我在想，我們這些醫療照護專業人士是否做錯了什麼？真正的問題出在哪裡？疼痛怎麼會變得那麼複雜？這些患者真的是剛好各部位都出現不同毛病嗎？還是這些問題都有共同的根源？

過去五年，我把注意力都放在這個問題上，我想知道該怎麼幫助這些全身疼痛的病患。首先，我必須搞清楚到底發生什麼事，才能找出協助他們的方法。所有研究都將矛頭指向一個重約三磅的身體組織。更精準來說，其實是兩個組織／結構，合計重約六磅：大腦和第二大腦──腸道。

過去二十年來，疼痛管理領域的幾項重大進展包括進一步瞭解神經系統，認識神經系統與免疫系統的關聯，神經系統如何影響控制器官──大腦和第二大腦（腸道）。這些發現不僅革新疼痛管理，也為醫學眾多其他領域帶來變革。

深入認識這兩個大腦，瞭解它們一再接收疼痛信號後會發生什麼改變，這些知識對疼痛管理大有助益。我們可以同時或分別影響兩個大腦，藉此克服疼痛，瞭解到這一點非常令人欣喜。然而，大腦和腸道都可能使患者出現不尋常的症狀，而這是臨床上的一大挑戰。

基本上，疼痛是一種生理、心理及社會現象，也就是說，每種疼痛都包含生理成分；疼痛也會影響患者的心理及感受；最後，疼痛更會影響社會關係以及患者對社會的展望[1]。這三個面向緊密相關，無法拆分，不過就你自己與醫療照護體系互動的經驗也許可以發覺，多數

＊譯註：當天即可出院的小型手術。

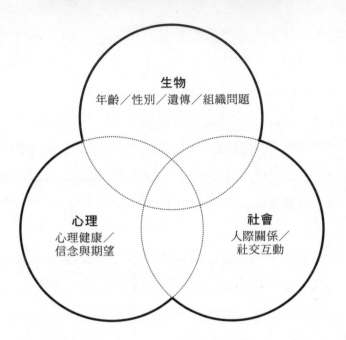

生理心理社會模式

生物
年齡／性別／遺傳／組織問題

心理
心理健康／
信念與期望

社會
人際關係／
社交互動

臨床醫師只注意生理這一塊，另兩個面向從來沒有獲得太多關注。

儘管整體理論錯綜複雜，牽扯到眾多其他因素，我主要想要向讀者說明的重點是：

- 大腦會預先準備架構，用以預測危險。
- 由於大腦有預測的習慣，傷害覺和疼痛通常會非常不一樣。
- 大腦進行的所有程序都是為偵測危險做準備，就像警報系統一樣。
- 大腦會透過調整、啟動、連接新線路來持續學習。
- 大腦所有部位都會積極學習危險與保護的相關資訊，以便下次

能做出更準確的預測。

● 正確預測是牽涉全人（心理與身體）的過程，大腦會利用迷走神經和其他壓力機制來保護個人安全，不過有時也要付出代價。

預測機器

大腦就像一台預測機器，會根據先前的經驗做出預測，引導我們安全、快速地回應生活中各種情境。過去，人類祖先以狩獵、採集維生，我們不知道擁有一口利牙的老虎躲藏在哪裡，在當時，反應越快就越安全。

不過現代社會已經沒有老虎環伺，神經系統卻仍以快速反應來保護我們。但是如果神經系統判斷錯誤，以強化疼痛感來警告危險的存在，反而形成過度保護，就會產生反效果。

以下兩則經典故事曾經刊登於科學期刊，這兩起事件能充分展現大腦的預測能力，分別呈現疼痛光譜兩端的情況。

指甲也劇痛

工地中，一位二十九歲的建築工人準備結束一天的工作，這時出現一場奇異的意外事件。他從稍高的地方往下跳到一塊木板上，一支將近十八公分的釘子刺進他的鞋底，貫穿整隻鞋子，戳破鞋面。

意外發生時，這位建築工人又痛又怒，現場人員都幫不上忙，旁人無論如何都沒辦法安撫他。建築工人疼痛不已，救護車來到現場，將他送往最近的急診室。進到醫院後，醫師為他靜脈注射肌肉鬆弛劑，又給予口服疼痛藥物，建築工人卻難以冷靜下來。

最後，醫療團隊為他施打鎮靜劑密達倫（midazolam），才終於取出釘子並脫下工人的鞋子，準備檢查並清理傷口。不過令醫師大感意外的是，他們發現釘子正好插進工人的腳趾縫，完全沒有傷到皮膚。工人的皮膚、腳趾完全沒有受傷，也沒有血跡或穿刺的傷口。

但你能否認那位工人確實感到疼痛嗎？我們不能說他的反應全是假裝的。如果他看到／感覺釘子刺穿鞋子，就足以啟動大腦的安全機制，反應包括呼叫（疼痛的哭喊）和不敢移動腳部（為降低疼痛感）。

這個案例刊登於一九九五年，顯示即便沒有受傷，大腦仍然可能感知疼痛[2]。這個例子並沒有傷害覺的成分，疼痛體驗卻相當劇烈。

正中要害？

建築工人為疼痛管理累積眾多知識，貢獻良多。另一位建築工人工作時使用釘槍，一枚釘子居然意外發射，打到自己的臉[3]。

工人牙齒微微作痛，下巴出現瘀血，但他沒發現其他異狀。工人以為自己幸運逃過一劫，於是他照常工作，一切也都相安無事，沒有出現其他症狀。

一個禮拜後，工人去看牙醫，接受例行檢查。拍攝口腔 X 光片時，放射師和牙醫震驚地發現，有一根十公分的釘子居然卡在工人的頭部。牙醫詢問他有無任何症狀，但工人表示自己完全沒有疼痛感。

這樣的意外應該會令人疼痛不已，你可能以為這搞不好這只是極端狀況，工人擁有罕見的基因，因此不會感到疼痛。不過真正的原因更令人欣喜、充滿期望。

其實，在合適的環境下，大腦會根據我們的需求來發展、變化。從疼痛預測模式的角度來看，這場意外沒有明顯外傷，因此在拍攝 X

光之前，工人都沒有意識到傷害的嚴重性。

由於釘槍意外發射本身就是罕見的事件，工人大腦並未針對相關危險性做出預測，因此沒有產生危險信號，也沒有增強疼痛感。這個案例應該要出現傷害覺，工人卻沒有疼痛體驗。

網路上還有很多類似故事。我們對神經系統的認知及後續做成的結論看似違反現行的學說及思維。不過，瞭解大腦、神經及免疫途徑的運作方式及目的後，其實更能解釋前文所述現象。不論醫學科別，重要的觀念值得再次強調：**疼痛並不是身體組織或骨骼受傷程度的準確指標。**

以上兩起事件顯示，即便毫髮無傷還是可能體驗到劇烈疼痛，而當應該要感到劇痛時卻完全無感，這是因為預測與實情不同所致。

保護機器

科學作家保羅・英格拉漢（Paul Ingraham）分辨出多達三十四種不同的疼痛原因，也檢視可能影響神經系統的基本機制或程序[4]。他的研究發現，儘管神經系統相當複雜，多數持續性疼痛還是有一些共同特徵，他深入探究後發現，疼痛感來自身體保護的意圖。

傷害覺不等於疼痛

我知道我之前已經說明過這個概念，傷害覺是神經接收到有害（令人不快的）感覺後，釋放出化學物質，進而產生的生理感受。這些化學物質會透過神經傳遞，抵達大腦，這就叫做傷害覺。

另一方面，疼痛是一種感受。我們常以為疼痛程度代表損傷或發

炎程度，但不一定是這樣。疼痛的感受及程度通常完全是由大腦的判斷所決定，大腦如果認為保護需求高，疼痛程度也會提升，反之亦然。許多因素都會影響大腦的判斷，包括環境、先前經驗及預測。

我們必須瞭解傷害覺與疼痛之間的重要區別。許多專科醫師進行掃描或檢驗，然後告訴患者他們的膝蓋、背部或頸部一切正常，不過患者不瞭解，為什麼疼痛還是那麼劇烈（還記得第一章的伊莉莎白嗎？）。

我每週至少會碰到一、兩位患者對我說：「我看過超過三位風濕科醫師、兩位脊椎外科醫師和一位疼痛顧問醫師，接受多次物理治療療程。我不懂，為什麼醫師在我身上都找不到任何異常，一定有什麼問題才會害我這麼痛，請你幫我找出來，我可以再做一次掃描嗎？」

傷害覺必定會出現，每次的傷害覺體驗都會釋放化學物質，將信號傳遞至大腦進行解讀。但如果要感覺疼痛，大腦必須有意識地決定疼痛程度。

舉例來說，患者手術前接受全身麻醉，手術刀切開皮膚還是會使心率或血壓上升，這是傷害信號所導致，但患者不會感到任何疼痛（如果有感覺，那代表麻醉醫師出了差錯！）

疼痛是終極警報系統

基本上，疼痛是一個警報系統。這是演化賦予疼痛的任務，當生命受到潛在威脅時，疼痛就代表警告或危險信號。多數時候警報系統都運作順暢，不過有時可能會過度保護、反應失靈。

二戰著名的美國麻醉醫師亨利・比徹（Henry Beecher）是最早注意到受傷嚴重程度與疼痛體驗沒有絕對關係的人，他指出：「疼痛對患者的意義是影響痛苦程度的主要因素。」比徹醫師一九五六年的研究

比較一百五十位士兵及平民患者，只有百分之三十二大面積傷口的士兵患者要求類鴉片，而有百分之八十三的平民患者要求類鴉片止痛[5]。

不過五十多年後，當疼痛患者求診時，醫師仍在尋找生理及結構方面的原因，而沒有關注疼痛對患者的意義。在比徹的研究中，對士兵來說，戰爭前線是持續的真實危險來源。他們一旦受傷、被送往醫院，士兵可能會覺得自己處於相對安全的環境中，因此警報系統沒必要繼續保持高度警戒。有趣的是，當護理師為同一批士兵打針時，他們的表情卻相當猙獰，有時還會以栩栩如生的詞句表示自己的疼痛。

大腦感覺到威脅時，就會製造疼痛體驗，不論是否確實發生組織損傷。

疼痛系統就像壓力系統。理想上，應該只有真正出現生命威脅時，身體才會出現壓力之下的戰或逃反應，不過現代生活的日常事務及各種不會危及生命的事件（例如難搞的老闆或棘手的小孩）也都是壓力源，人體的戰或逃反應也都會因此啟動，觸發大腦中的免疫系統，使之變得敏感。

同樣地，就算沒有明顯理由，痛覺系統也可能被觸發，接著大腦根據自己對威脅的感知，在少有實際危險信號的情況下，可能使整個疼痛體驗加劇，如果出現這種情況，代表神經系統已經變得過度敏感，但這不代表疼痛患者必定需要服用強效類鴉片、注射或手術。

神經網路

傷害信號抵達大腦各部位時，就會啟動該部位的神經，於是大腦學習這次經驗，形成神經網路，為下次遭遇同樣情況做準備。

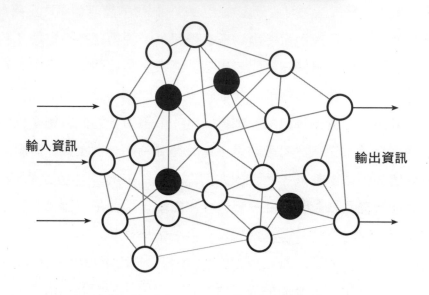

神經網路／神經標記（neurotags）

輸入資訊

輸出資訊

　　洛立瑪‧莫斯里和大衛‧巴特勒（David Butler）是世界知名的疼痛研究者，終身奉獻於疼痛領域，教育其他醫療照護專業人士。他們提出「神經標記」的理論，神經標記是一群神經細胞，彼此相連結，形成一個群組／網路[6]。大腦中有許多這樣的群組，而且同一個神經細胞可能分屬不同群組。他們的職責可能是促成某個動作（動作神經標記）或是調整其他功能（調節神經標記）。

　　假設你是一位職場媽媽，有兩個小孩。你會有許多社交圈，同時屬於不同 Line ／ Facebook 群組：一個群組是你自己的朋友，另一個是職場同事，小孩同學、朋友的家長現在也越來越常組成群組。同樣的，大腦中的神經元就和你一樣，分屬多個網路。

　　如果你受到影響，需要協助，就會進而影響到你參與的所有群組。（你希望）大部分人能做出調整，為你提供支援；你的親近朋友或家

庭成員可能也身在同一群組中，他們也會強化支援的力道。

　　一方面，這代表正確資訊可以快速傳播，你也能獲得支援，另一方面，假新聞或可能引發焦慮的不必要訊息（例如新冠肺炎恐慌和治療方式等不實資訊）同樣會快速傳播，這是因為每個群組的眾多成員也都分屬多個群組。

　　大腦中的神經元分屬多個神經標記，他們的首要任務是產生保護反應。各個神經元網路接收到越多輸入資訊，代表網路溝通能力越順暢，個體生存機率就越高。每個神經元都可以連接將近百萬個其他神經元（就像泰勒絲的 Twitter 追蹤者）。

　　神經元同時分屬多個網路的另一個優勢是分散記憶。舉例來說，想著一位你所愛的人（例如祖母）。你能反射性地想起她的味道、拿手菜的口味，也常會鮮活地想起她的某些話語或口頭禪。同樣的，某首你童年常聽的歌，也許現在一聽到旋律，就能想起相關回憶，而這些記憶可能進而喚起其他身體反應。

　　疼痛體驗中少不了這些神經標記與網路的參與，他們負責解讀身體受傷所代表的意義，甚至也會將未發生的傷害解釋成危險。如果神經網路已經預先編寫完成，那麼傳遞訊息，防範危險的速度就能加快。這和透過 Twitter 傳播資訊有些類似，如果你擁有一大群追蹤者，要讓訊息傳遍網路就容易得多。如果你還是 Twitter 新手，那資訊傳遞就沒那麼快。

　　焦慮、憂鬱、痛苦、憤怒、恐懼、噁心等所有感受都存在相關神經網路。舉例來說，如果我們經歷食物中毒，同時感覺反胃、嘔吐、噁心、腹痛、脹氣，這些感受會啟動大腦中特定神經元，接著這些神經元會組成神經網路。下次你去到同一家餐廳或聞到同樣的氣味，就

可能誘發同樣的感受，讓你感到一陣噁心，這是人體及早防範的機制。

由於前次經驗觸發這些神經，他們會形成網路，這種現象稱為赫布定律（Hebb's Law）。神經一再被觸發並形成網路後，下次出現同樣感覺或情緒就會啟動特定的神經網路，假如其中包括「疼痛」網路，那麼你的疼痛就會惡化。

回想自己背痛／頸痛／膝蓋痛發作的時候，不一定是你的身體出現結構問題；並不是每次疼痛發作就代表背部的椎間盤、關節或是膝蓋軟骨一定有問題或發炎。這很可能是神經被觸發、形成網路所造成的結果，也有研究顯示確實是如此。所以其實不是身體硬體結構故障，而是軟體層面的問題，是神經網路共同被觸發所導致。

這其中也存在希望與機會，因為只要能以正面的方式觸發神經元，那就有可能形成不同的網路，進而減緩疼痛。

全新神經矩陣（neuromatrix）

瞭解神經標記與神經網路的存在後，我們對疼痛途徑也應有新的認知。基本上，神經網路的存在表示整個大腦都可以感受疼痛，而不只是由特定部位負責。

來自紐西蘭的公衛及疼痛研究者艾爾絲蓓·希普頓（Elspeth Shipton）與同仁進行一項研究，檢視各大洲共三百八十三所醫學院，發現歐洲近百分之八十、英美高達百分之九十六的醫學院沒有疼痛相關的專門必修課程[7]。我在印度國立高等機構接受醫學訓練時情況也類似。

事實上，一直到二〇〇七年，學校都還是這麼教：一旦身體某部位感覺到「疼痛」信號，信號就會沿著預定的「疼痛」神經，通往位

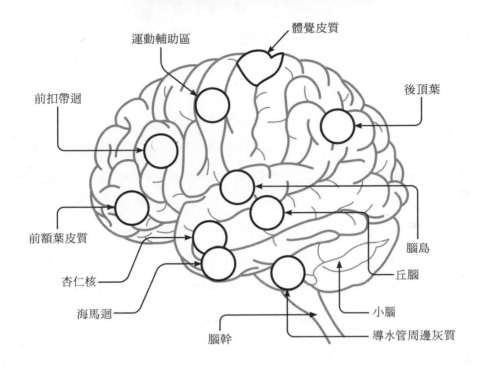

調節疼痛的神經結構

運動輔助區　　　　　體覺皮質

前扣帶迴　　　　　　　　　　　　後頂葉

前額葉皮質

杏仁核　　　　　　　　　　　　　腦島

海馬迴　　　　　　　　　　　　　丘腦

　　　　　　　　　　　　　　　小腦

腦幹　　　　　　　　　導水管周邊灰質

於大腦底部的共同閥門（丘腦）。接著資訊再傳往特定的動作或感官中心，由此部位判斷如何逃離致痛的刺激物。

　　說好聽點，這叫做過度簡化，其實根本是大錯特錯。就連最初提出開拓性疼痛閘門控制論（gate control theory）的派翠克・沃爾（Patrick Wall）都坦承：「把痛覺受器統稱為疼痛纖維是我們不樂見的簡化，這種說法以簡化為偽裝，實則是貶低[8]。」

　　我們現在知道沒有所謂的「疼痛神經」，也沒有特定的「疼痛」途徑。來自身體周邊的傷害信號經由神經傳遞，抵達大腦的多個點，這些部位合稱為「神經矩陣」。

所謂「痛覺」所接觸到的矩陣結構會形成神經網路。目前，我們認為主要結構包含腦島背後側、前額葉皮質、海馬迴和杏仁核，不過其實大腦所有部位的神經元都能接收並解讀傷害信號。

　　以杏仁核為例。我們目前知道杏仁核一般負責處理情緒、記憶、愉悅、視覺、嗅覺、恐懼和疼痛。因此當「痛覺」抵達杏仁核，不只有「疼痛」網路會被觸發，也會啟動焦慮及恐懼的感受。

　　這個理論可能不易理解，但我在很多患者身上都看到這個現象，當個人極度焦慮或承受某種恐懼壓力源的時候，身體部位的疼痛感也會強化。掃瞄檢查該部位看不出異狀，不過疼痛感完全不假！

　　下表列出大腦接收疼痛的主要部位，你會注意到，這些部位的神經標記也涉及其他情緒與活動，當出現持續性疼痛時，這些情緒與活動也會連帶受到影響。想想看，為什麼焦慮、憂鬱或生氣時，疼痛感會更加劇烈？也許你想起某段創傷回憶，或是在電視／手機上看到某個景象，觸發大腦中某個視覺影像，而這個影像也啟動了疼痛部位。很多患者都告訴我，他們曾經只是坐在沙發上看電視，不知為何疼痛就突然發作起來。

神經網路[9]

大腦部位	觸發並形成神經網路的因子
杏仁核	疼痛、情緒、記憶、愉悅、視覺、嗅覺、極端情緒
海馬迴	儲存疼痛記憶
前扣帶迴	疼痛、情緒自制、交感神經控制、解決問題
眼窩額葉皮質	疼痛、理解、情緒依附、愉快與不愉快的評估

初級與次級體覺區	疼痛、觸摸、溫度、壓力、位置、震動
前額葉區	疼痛、執行功能、創造力、同情、直覺
後頂葉	疼痛、感官、視覺與聽覺、鏡像神經元
運動輔助區	疼痛與鏡像神經元
腦島	疼痛、溫度、搔癢、同情、愛撫、噁心、鏡像神經元、杏仁核控制

神經網路與預測流程

通常在感覺疼痛之前，就已經存在種種影響疼痛程度的因素，包括感知、情緒、想法、工作或生活所處的情境或環境，後者是最重要的一項因素。對慢性疼痛來說，這些因素都可能強化或減緩疼痛信號，就如第103-105頁建築工人的例子一樣。如果你的想法偏向極端、負面，對於不知道會發生什麼事而感到不安，這將影響你對疼痛的最終感受。

我們對大腦及其連接方式有了更新的認知，也納入了神經網路和神經標記的概念。傳統「由下而上」模式的內涵是，身體借助眼、耳、皮膚、腸道、肌肉等神經末梢收集外界資訊，接著透過神經將這些資訊傳送到大腦，並由大腦解讀其意義、制定行動計畫。這是疼痛的傳統認知，因此我們預期手術或類固醇注射能獲得最高成效，現代醫療照護體系也正是以這種生物醫學觀點為基礎而設計的。

這個模式並未考慮到的是，「由上而下」的因素也可能影響感知，這類因素包括過去經驗及期望，而預測編碼模式在經驗與期望之間搭起橋梁[10]。在此模式中，大腦持續變化，不斷將新資訊納入感知與表現中，假如大腦感覺到陌生或危險，反應也會隨之改變，期望對於預

測結果有很大的影響。與「由下而上」的觀點相比，這個模式更能解釋期望對感知的影響。

高層次的神經系統其實就是大腦頂端的部位，這些部位持續預測可能傳來的感覺代表什麼意義。這些預測會產生一些神經活動，由大腦往下傳遞，並與輸入信號交會。

兩種信號相遇時，神經系統會比較預測與實際傳入信號的異同，如果兩者相近，就不會進行調整，代表實際與預期一致。但如果差異相當大，大腦就可能藉機更新預測模式，儲存新的記憶，為下次做準備。這對疼痛有何意義呢？這個理論可以解釋為什麼過去經驗、想法、行動、期望，甚至是情緒都可能強化個人的疼痛程度。

我們來看看這個例子。羅伯找我看診幾年了，他的下背部長期疼痛，嘗試過注射，但沒有效果。掃描也沒有發現需要動手術的問題。過去四年一直沒辦法工作。羅伯腰部後仰時，疼痛最為難受。診察時，我鼓勵他後仰試試看，他坦承道：「醫師，我不想試，疼痛可能會發作，我不想冒險。」

我意識到，長時間下來，羅伯的大腦網路已經形成固定的預測，認定每次往後仰，必定會痛苦難受。這形成強烈的偏見，羅伯只要往後仰，神經系統很快就會開始產生疼痛信號，作為保護措施，以免他再次做出後仰的動作。

因此我們應該瞭解並「由上而下」干預這些會導致疼痛體驗的因素；在他人的協助之下，嘗試做這些令你猶豫的動作，發現疼痛並沒有惡化之後，就能產生與預測不同的信號。接著大腦就能自我更新，採納新模式，也就是說，從事一些你之前害怕的動作，實際上卻能逐漸減緩疼痛，提高身體機能。（詳見第 212 頁）

心理的運作方式

精神病學教授史蒂夫·彼得斯（Steve Peters）將複雜的大腦及心理運作簡化為三個部分 [11]：

1. 人類：能夠理性、邏輯思考。
2. 電腦：儲存、保留所有經驗的記憶，不論你是否記得。
3. 猩猩或爬蟲類：能夠獨立運作，解讀事件的方式和人類不同，通常非常情緒化、不理性，驅動力是保護自己免於任何危害。

心理的人類部分需要長時間才能發展成熟，最終能控制電腦及猩猩／爬蟲類的部分，不過爬蟲腦的運作極為快速，以保護為目的。這些反應通常是身體本能，從出生就存在至今。

我們可以透過學習影響爬蟲腦，運用電腦的部分加以改變，不過這個過程需要時間。心理的爬蟲和電腦部分共同形成一部機器，主要責任是快速回應環境中的任何危險，保護自身安全。

當這臺機器過度反應時，其中一種表現形式就是疼痛。當我們檢視慢性壓力對纖維肌痛等疼痛症狀的影響時，我們就能理解為什麼這機器會持續過度反應，而如果壓力源出現於人生早期，過度反應的現象更為常見（詳見下文）。理解壓力源所扮演的角色及對身體的影響之後，我們就能掌握更多管理與治療策略。

身心連結

疼痛的本質參雜生理、心理及社會因素（參見第 102 頁），再加上前文說明的神經網路，顯示心理與身體並非獨立的個體，兩者之間

存在深層連結，會互相影響。

　　如果誤把心理與身體分開看待，對於管理、治療疼痛這種複雜情況毫無幫助。慢性創傷壓力會影響大腦與神經系統機能，進而在各種身體系統中造成生理變化，而這些變化會使神經系統變得更加敏感、過度保護、適應不良。

　　纖維肌痛及廣泛骨關節炎等病症的症狀包括廣泛疼痛，這也會形成一種慢性壓力源，使身體一直保持警戒，處於戰／逃／僵的模式中，進而導致多種層面的耗弱，加速內分泌、免疫、神經等身體系統的耗損。

慢性創傷壓力與逆境

　　檢視慢性壓力時，我們必須將社會因素納入考量，觀察童年不良經驗（Adverse Childhood Experiences，簡稱 ACE）及發展創傷在神經網路、免疫系統塑造過程中扮演的角色。

　　研究顯示，如果個人的免疫或神經系統在童年或青少年時期承受龐大壓力，那麼出現慢性疼痛及糖尿病、氣喘等長期病症的機率會比一般人高得多。許多協助疼痛／創傷患者的機構逐漸瞭解到，創傷其實非常普遍，於是開始正視創傷，修正對創傷的認知，試圖以更具同理心的方式來回應，避免使疼痛患者的情況惡化，這種方式稱為「創傷知情策略」。

　　最初的 ACE 研究探討的主題是重大創傷，例如身體、性、情緒虐待、疏忽與家庭失能，而且不論研究國家，假如個人經歷四種以上這類經驗，他們出現慢性疼痛或肥胖、高血壓、心血管疾病、骨關節炎及自體免疫疾病的機率會大幅提升 [12]。

　　童年不當對待的受害者長大成人後，他們的慢性疼痛、頭痛、腹

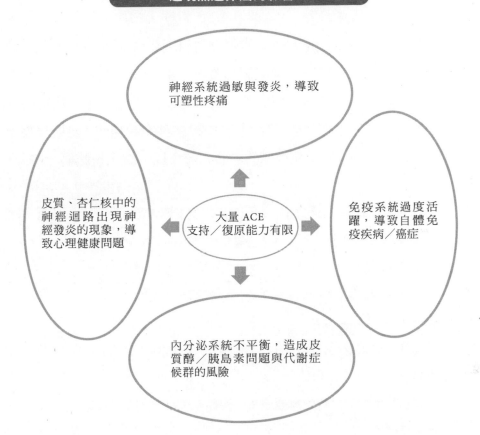

逆境無遠弗屆的影響

神經系統過敏與發炎，導致可塑性疼痛

皮質、杏仁核中的神經迴路出現神經發炎的現象，導致心理健康問題

大量 ACE
支持／復原能力有限

免疫系統過度活躍，導致自體免疫疾病／癌症

內分泌系統不平衡，造成皮質醇／胰島素問題與代謝症候群的風險

部及呼吸道症狀、婦科及神經問題都較為嚴重[13]。當人們經歷相對「小型」的創傷，例如霸凌、#metoo、照護有健康問題（泛自閉症、注意力缺失過動疾患）的孩童、道路交通意外、訴訟、貧困、工作壓力等社交問題，他們的慢性疼痛比率也會上升。

以（第 99 頁提到的）黛比來說，她的童年經歷了十種負面經驗中的九項，**此外**，她還是一位單親母親，獨力撫養兩個有持續性心理問題的孩子。外科醫師認定她的疼痛來自各個身體部位，試圖以手術加

以矯正，但假如將她人生中的大小創傷納入考量，這些因素與疼痛的關係是否其實更為密切？

我們知道，將近五成人口可能經歷過重大創傷，家庭、朋友／社群的支持通常有助於復原，協助個人克服逆境，成長茁壯。多數讀者可能不適用以下評估表格，不過其中內容還是值得瞭解，這能幫助你進一步認識自己，也有助於判斷是否需要尋求專業協助。如果你符合四項（含）以上的描述，那麼你的身體系統會比一般人更脆弱一些。

十八歲以前的成長過程中，是否曾經出現下列情況：	是	否
1	家長或家中其他成人的行為是否經常或頻繁使你感到害怕或施以情緒虐待？		
2	家長或家中其他成人是否經常或頻繁推、抓或打你，使你受傷或留下傷痕？		
3	有無任何成人或比你年長五歲以上的他人，試圖或實際上性侵你？		
4	你是否經常或頻繁覺得家裡沒有人愛你、重視你，沒有人覺得你很特別？		
5	你是否經常或頻繁覺得食物不足、沒有乾淨衣服可穿、沒有人保護你？或是家長經常喝醉酒、嗑藥，以致於無法照顧你，也沒辦法在有需要時帶你去看醫師？		
6	你的家長是否曾經分居或離婚？		
7	你的母親或繼母是否經常或頻繁被打巴掌、被踢踹、被揍或被刀槍威脅？		
8	你是否曾與酗酒者、酒癮者或毒癮者同居？		

9	有無家庭成員憂鬱、罹患心理疾病或曾試圖自殺？		
10	有無家庭成員曾經入獄？		

鏡像神經元

一九九〇年代發現的鏡像神經元，是名符其實「形塑文明的神經元」，這種細胞為我們打開一扇窗，讓我們得以瞭解人類如何模仿、回應彼此行為並產生同理心與同情心，甚至讓我們一窺語言演化的方式[14]。以疼痛為例，如果你看到他人受苦或因疼痛而蹙緊眉頭，你的鏡像神經元很可能也會啟動，使你產生同情心，感同身受。目前研究人員認為大腦許多部位都存在鏡像神經元。

鏡像神經元能解釋幻肢疼痛或複雜性局部疼痛症候群等疼痛症狀的治療方法為什麼可以產生效果。鏡像治療之所以能夠產生效果，是因為從事特定行為通常可以啟動鏡像神經元，光是觀看某個你能力可及的行為就能啟動鏡像神經元（所以看著鳥兒飛翔並不會啟動這些神經細胞），因此就算你沒有實際做動作，只要想像某個行為，鏡像神經元就會啟動。顯然這就是運動員經常觀看比賽或運動影像資料的原因，以便在腦中一再想像整個過程。想像時，他們運用的正是鏡像神經元，形成新網路（神經可塑性的原理），打造新的神經迴路。

重塑信念與期望

你可能在想，這和疼痛有什麼關係？澳洲疼痛研究者塔莎・史坦頓（Tasha Stanton）針對骨關節炎引起的下背部、頸部及膝蓋疼痛患者進行一系列研究[15]。她利用視覺假象／虛擬實境眼鏡等道具，並播放嘎吱作響的聲音，同時請患者彎腰、彎曲脖子或伸展膝蓋，研究發現

大腦會結合眼睛與耳朵接收到的不同資訊，使疼痛感升高。舉例來說，在背痛研究中，史坦頓證明患者對於自身背部僵硬程度的感覺與客觀的量測數據沒有正相關 16，顯示患者的主觀感覺受到影響。

下一章將進一步探討這個部分，不過以下先舉一個例子，說明身心連結的威力。如上述研究所示，患者對僵硬程度的認知可能與他們看見、聽聞的內容更為相關，而非肌肉的實際僵硬程度，也就是說，神經系統感知（信念）與解讀（重塑）疼痛的方式扮演了重要角色。我們不禁對神經系統的威力感到敬畏。同樣的，如果我們事先得知某種疼痛／流程利大於弊，那麼接受意願就會提高，這種方法有助於降低反安慰劑或提高安慰劑效果（分別參見第 75 及 73 頁）。

社會與身體疼痛

處理身體傷害信號與社會性疼痛的神經迴路高度重疊。一項研究請參與者與電腦進行虛擬丟球遊戲（Cyberball 實驗）17，遊戲進入第二輪一陣子之後，電腦開始不把球傳給人類參與者。在此同時，研究者即時掃描參與者的腦部活動，查看哪些部位受影響最明顯。研究發現，大腦中活動增加的部位正好也是感覺身體疼痛的區域。也就是說，排拒和孤獨就和身體疼痛本身一樣劇烈、令人難受。

社會與身體疼痛的相似性顯示，如果個人的支持、復原能力與親友人際網絡等社會條件不足，他們出現慢性疼痛的風險也會提高。由於遭遇重大生命壓力的機率較高，對於疼痛的敏感程度也會提升。如果你處於這種情況中，就很可能養成不健康的習慣或適應不良的應對技巧，例如飲酒、吃喝甜食／含糖飲料、甚至吸毒，使自己暴露於罹患其他長期病症的風險中。因各種原因（例如種族歧視或其他少數族

裔問題）遭孤立、排擠、汙名化或陷於長期衝突，這些因素都可能導致社會性「疼痛」，而由於處理社會及身體疼痛的神經系統高度重疊，身體部位的疼痛感也會因此增強。

如果你的處境符合上文的描述，請嘗試積極向外尋求協助，拓展社交網絡。你可以從當地社區或圖書館舉辦的活動開始著手，選擇一項嗜好並與他人一同從事這項活動，有助於大幅改善生理與心理健康，進而降低疼痛感。邀請家人參與也能進一步降低疼痛、增進歸屬感。

迷走神經

迷走神經是體內十二對腦神經中的第十對，它是自體免疫神經系統中長度最長的神經。這對神經分布很廣，故有「迷走」之稱，它是連結大腦與其餘身體的雙向八線道高速公路，在身體結構之間快速傳遞資訊。迷走神經與心臟、消化道、腸道、免疫系統間存在錯綜複雜的關聯。

腸—腦軸線（gut-brain axis）指的是大腦及中樞神經系統與腸道神經系統（也稱為第二個大腦或「腸道」大腦）之間的緊密連結。而迷走神經是連結這兩個大腦的主要神經。

腸道好菌能影響神經及免疫系統，並透過迷走神經將這份資訊向上傳遞至大腦，有助於降低焦慮感、維持和緩心情。舉例來說，迷走神經會將資訊及特定化學物質傳遞至下視丘和大腦邊緣系統，這些部位負責影響並控制情緒，也難怪在英文慣用語中，直覺（gut feeling）的字面意思是「腸道的感覺」，而「肚子裡有蝴蝶飛來飛去」（butterflies in your stomach）意指非常緊張，都透露腸道與情緒的關聯[18]。

迷走神經與各種神經、發炎及精神疾病之間存在重要關聯。試圖藉由影響神經達到治療效果的療法包括電刺激、營養補充品，或是透過瑜伽及冥想放鬆。以上療法的主要目標都是利用迷走神經影響大腦或第二大腦所釋放的化學物質、傳導介質或荷爾蒙，進而降低疼痛與憂鬱症狀。

迷走神經理論

這個神經生物學架構由精神病學教授暨神經科學研究者史蒂芬·波格斯（Stephen Porges）於一九九四年提出 [19]。他觀察動物實驗指出，迷走神經有兩條分支：較老的分支稱為背側迷走神經（掌管腸道與下肢功能），而較新的分支是腹側迷走神經（負責臉部肌肉和心臟）。

根據迷走神經理論，正常情況下，較新的迷走神經分支（腹側神經）會處於活躍狀態，此時我們積極社交、滿意而快樂。當大腦認為出現危險或實際發生危險時，交感神經系統就會啟動，引發戰或逃反應來保護我們。不過如果危險過於龐大，安全機率太低，迷走神經的背側分支就會啟動，導致低喚起狀態，在極端情況下則會引發僵住或昏倒的反應，使人無法動彈或昏倒、解離。

如果你長期處於疼痛中且有相關壓力、創傷、焦慮或憂鬱，那你的身體很可能是由交感神經或背側迷走神經主導。啟動戰或逃反應後，身體要花更長時間才能回到原本的平靜狀態。許多方法可以幫助身體回歸正常，不過握有安全感是第一要務。

若你長期承受慢性疼痛或創傷壓力，背側神經的啟動可以解釋你為什麼會出現腸激躁症等的腸胃問題、骨盆疼痛，甚至是下背痛，儘管 MRI 掃描看不出任何異狀。

交感神經、背側及腹側迷走神經這三個系統處於動態平衡，可進行快速調整或微調。這種理解神經系統的方式與傳統相當不同，而且某種程度上同樣是過度簡化，不過就疼痛及相關慢性情緒創傷來說，這個觀點相當實用，為疼痛患者提供許多新療法。

有一些創傷治療師及心理學家正運用上述原則，搭配認知行為治療（cognitive behavioural therapy，簡稱 CBT）來協助同時具有心理健康問題（例如過去的創傷、焦慮、憂鬱或創傷後壓力症候群）的疼痛患者。如果患者經歷未解的童年創傷、威脅生命的意外，或持續帶來壓力的重大事件（例如患病、照顧身心障礙伴侶／家長／手足／孩童），這些療法可以改變身體對創傷的反應。剛開始可以嘗試「接地氣」和呼吸等技巧（詳見第九章），結合身體活動也有助於釋放化學物質，幫助身體回復正常狀態。

大腦的「化身博士」：小神經膠質細胞[20]

神經矩陣或神經元理論並未完整呈現慢性疼痛的複雜性。長期以來，科學家不認為大腦具有免疫系統，至少不會受到身體免疫問題的影響。我們現在知道事實並非如此，而小神經膠質細胞（三種大腦神經膠質細胞之一）與持續性疼痛具有密切關係。

小神經膠質細胞約占細胞總數量的百分之十，這些細胞會自我更新，壽命很長[21]。過去學界一直認為小神經膠質細胞負責簡單的清掃與廢物收集工作，近來才發現他們其實代表大腦的免疫系統。小神經膠質細胞的起源和其他身體免疫細胞一樣，約於胚胎發育第八天往上移入腦部，第十三天血腦障壁形成後，就將腦部與身體細胞阻隔開來。

小神經膠質細胞扮演正派角色時（稱為 M2），他們會滋養神經元，留意神經元的整體數量，健康狀況與功能，清除多餘者。此外，他們也會監控突觸，突觸就是兩個神經元之間的連結，所有動作都發生於此。小神經膠質細胞和星狀神經膠細胞（另一種神經膠質細胞）共同協助突觸發展成熟、成形，並清除多餘突觸。

　　出現急性或慢性受傷及壓力時，小神經膠質細胞會變身為反派角色（稱為 M1）。這時，小神經膠質細胞會啟動，在大腦和脊椎中釋放炎性化學物質，傷害周遭的神經元與突觸，並鼓勵星狀神經膠細胞擴大傷害。這類神經系統中的發炎不易透過血液觀察出來，無法透過常規血液檢驗或掃描發現。類鴉片等藥物會助長小神經膠質細胞的活性。

　　目前認為神經膠質病變（gliopathy，小神經膠質細胞與星狀神經膠細胞失調的狀況）是慢性疼痛與中樞敏感化的主要問題，我們的主要目標應是防範或抑止小神經膠質細胞變身為反派（小神經膠質細胞過度活化），引導他們恢復成正派角色。

　　科學家正研究多種藥物，可能可以用來修正小神經膠質細胞的行為，其中包括米諾四環素、丙戊茶鹼（propentophyline）、低劑量納曲酮、大麻素（小神經膠質細胞具有大麻受器）、免疫療法、二甲二脈和間質幹細胞。

　　我們現在也知道，腸道微生物組（腸道細菌與有機體的集體基因，第六章將進一步說明）能調節、影響小神經膠質細胞的功能。他們會透過迷走神經將信號傳送至大腦，使大腦進一步釋放化學物質，啟動或緩和小神經膠質細胞的運作。研究顯示 Omega-3 脂肪酸有幫助消炎的效果。地中海飲食中的生物活性化合物，例如類胡蘿蔔素和酚類化合物同樣具有保護作用。斷食和生酮飲食可以抑制小神經膠質細胞的

活性。這些方法都有助於釋放止炎素（resolvin）、保護素（protectin）、
巨噬止炎素（maresin）等治療介質。

　　透過太極拳、氣功、瑜伽和正念冥想等身心療法（見第九章），
我們觀察到發炎相關基因的生成趨緩，信號也減弱。科普撰稿人暨獲
獎作家唐娜・傑克森・中澤（Donna Jackson Nakazawa）強調非藥物療
法的益處，例如跨顱磁刺激（見第 263 頁）、以腦電波為基礎的神經
回饋療法以及類禁食飲食法（類似間歇斷食、限時進食法，見第 165
頁），這些方法都能減緩小神經膠質細胞的活性，促進身心健康 [22]。

監控攝影機

人體免疫細胞配備一種叫做 TLR4 的蛋白質，其功能類似攝影機，
負責偵測任何外來或危險物質，接著觸發並產生相關分子樣式（as-
sociated molecular pattern，簡稱 AMP），用於記憶這類經驗 [23]。分
子樣式產生的原因包括病毒（例如冠狀病毒）、細菌（生成的分子
樣式稱為病原體 AMP）、受傷和手術（損傷 AMP）、抗生素／食
物毒素／類鴉片（外源物 AMP）、恐懼及焦慮（行為 AMP）、錯
誤的想法／信念（認知 AMP）。也就是說，食物毒素、恐懼與信念，
甚至是壓力等看似毫無關聯的事物都可能觸發免疫系統，使神經系
統變得敏感，使疼痛惡化。

壓力調節

　　提到壓力反應，我們一般會想到 HPA 軸（由下視丘、腦下垂體、
腎上腺組成的軸線）及交感神經系統，他們會釋放皮質醇、腎上腺素

等激素，應付來自體內或外在環境的威脅。雖然其目的是在危急情況下提供保護，但持續的慢性創傷壓力會使內分泌及神經免疫系統出現長期問題。

急性（遭逢意外、重大手術、虐待、與上司／親人爭執）與慢性（照顧生病的家人、罹患慢性疾病、童年逆境、離婚、疫情）壓力源都會使發炎指標增加。有時可以透過血液檢測出來，但就如我在第 124 頁提到的，大腦的發炎反應目前還無法透過掃描或驗血發現。童年不良經驗這類慢性創傷壓力容易使小神經膠質細胞處於蓄勢待發的狀態，只要再出現一個小型壓力源就會使小神經膠質細胞完全啟動，引發神經發炎。這會影響該部位的神經突觸，再加上皮質醇濃度持續偏高，這會改變大腦中的神經迴路，導致大腦及脊椎免疫系統發炎、疼痛及情感疾患惡化。

只要能降低促炎化學物質就能減壓、減痛。的確有些藥物可以減緩疼痛，但運用本書更全方位的 MINDSET 原則，有助於從源頭降低大腦及體內的促炎化學物質。瑜伽、針灸、改變飲食、練習正念等身心療法都能降低促炎化學物質，緩和小神經膠質細胞的活性 24。這個觀點也能說明阿育吠陀（印度傳統醫學）、傳統中醫日益流行的原因，這些東方療法注重生活型態，搭配飲食調整及草藥。

減壓技巧

疼痛與生活中其他創傷都是壓力源，這會使神經系統與大腦發生變化，進而使疼痛加劇。因此學習減壓策略相當重要，更勝任何用於緩和疼痛的藥物或消遣活動，例如飲酒、吃甜食、吸菸。

放鬆反應：著名的心臟病學家暨哈佛大學身心教授赫伯・班森（Herbert Benson）提出「放鬆反應」，目標是在訓練與練習之下，運用重複字詞、呼吸或動作，例如口唸冥想所用的「唵」（OM），達到自我「意識的流動或專注」[25]。天主教玫瑰念珠與印度念珠、佛珠等則是透過物品來幫助專注。個人可以嘗試吸氣時數一、呼氣時數二，這樣簡單的方式來練習放鬆。

呼吸技巧：3-4-5 呼吸法（見第 249 頁）或 4-4-4 呼吸法（box breathing）都有助維持意識專注。穩定的呼吸節奏是練習放鬆反應的第一步。

54321 技巧：熟練呼吸技巧，能藉此降低心律後，54321 技巧可以進一步幫助減壓、緩和疼痛引發的焦慮。54321 技巧的內涵是，尋找五種眼睛看見的物品、四種觸摸得到的物品、三種聲音、兩種氣味與一種嘗得到的口味。這個技巧會用上所有感官，有助於減緩疼痛。

正念練習：對自己的想法採取不帶批判的無為態度是正念減壓的核心。有許多線上應用程式及網站能幫助你嘗試這些技巧（參見第 277 頁資源）。

希望各位讀者現在已經瞭解，神經及免疫系統的影響力很大，可能使疼痛及壓力加劇。瞭解其間的複雜關係很有幫助，妥善管理並降低壓力就能排除使疼痛惡化的一大原因。

我希望本章協助你瞭解疼痛，認識自己的壓力並加以管理。下一

章將說明如何以具有實證基礎的安全方法，進一步降低疼痛與壓力。
要想安撫免疫及神經系統，首要方法就是透過營養來安撫你的第二大
腦（腸道），接下來我們就來看看飲食在克服疼痛過程中所扮演的角
色。

減壓首要訣竅

- 從事和緩運動：從短時間的低強度運動開始，再逐漸提高強度、
  拉長時間。
- 透過身體掃描、漸進放鬆法與引導式心像法放鬆身心。
- 為意外做好準備：做好計畫，處變不驚。
- 擁抱正向經驗，從事自己喜愛的活動。
- 鼓勵積極思考。
- 照顧自己是拒絕外務的正當理由。
- 建立人際網絡，參與社交，適時尋求協助。

避免壓力首要訣竅

- 規劃休息時間。
- 維持規律作息。
- 學習調整自己的步調。
- 建立支持網絡。
- 認識自己的壓力源：什麼事情、食物、情況或哪些人會引發你的
  壓力？

SUMMARY

- 神經系統與大腦免疫系統的互動可能延續慢性疼痛。

- 大腦與神經系統的運作就像一部預測機器，目的是保護個人。

- 疼痛就像警報系統，不過線路可能故障。

- 神經系統可以調整疼痛，飲食、情境與環境也都是影響因素。

- 小神經膠質細胞可能導致大腦的小幅度發炎，也可能誘發壓力。

- 飲食與幾項藥物以外的減壓技巧有助於降低大腦與身體的發炎，進而減緩疼痛。

CHAPTER 06

飲食與微生物組

發生在迷走神經裡的事，

不會只留在迷走神經中。*

——約翰・克萊恩（John Cryan）教授，神經科學家暨研究者

　　許多患者接受診察時，聽到我詢問他們的飲食習慣，都顯得相當驚訝。幾年前，我的診察不包含這個問題，不過我逐漸注意到現代飲食的毛病。觀察其他科別，肥胖控制、糖尿病與高血壓管理都會檢視患者的生活型態及飲食，我懷疑這些因素也會影響疼痛，尤其是在傷害覺成分不高的情況下。

　　完成營養及慢性疼痛的培訓課程後，我驚訝地發現，如果患者有神經發炎的現象（大腦及脊椎的免疫系統發炎），那麼從營養方面著手似乎比藥物更為有效，而且沒有任何明顯的副作用。科學證據顯示，

---

*　編註：原文化用美國俗語「發生在拉斯維加斯的事，就讓它留在拉斯維加斯」（What happens in Vegas stays in Vegas），用「Vegas」（拉斯維加斯）和「Vagus」（迷走神經）的諧音，來表達迷走神經的影響其實遍及全身。

良好的營養能預防身體各部位發炎。

我也發現，即便有傷害覺成分，藥物及介入措施也能結合飲食調整，增進成效。而如果沒有傷害覺，患者卻感到疼痛，從營養方面下手改善疼痛狀況的機率比任何藥物都來得高。

如果是可塑性疼痛（中樞敏感化，見第 53 頁），尤其是症狀包括嚴重疲憊及廣泛疼痛的纖維肌痛患者，其中約有七成同時患有腸激躁症，那麼營養和飲食改變也會有幫助。

類風濕性關節炎、狼瘡等多種自體免疫疾病約有二成五以上的患者存在可塑性疼痛或綜合疼痛，對這些患者來說，調整營養可能是管控症狀的有效方式，而且不會產生副作用。

骨關節炎、偏頭痛、腸激躁症等許多其他慢性疼痛症狀也都有中樞敏感化的現象，對許多患者來說，飲食調整都能帶來大幅改善，而且少有副作用。

莎拉的大幅好轉讓我瞭解到這一點。

莎拉的經歷

莎拉經由風濕科醫師轉診過來，以便進一步管理她的疼痛與疲勞問題。莎拉被診斷患有繼發性纖維肌痛、類風濕性關節炎和牛皮癬性關節炎，在強效藥物介入免疫系統的情況下，目前莎拉的症狀處於緩解狀態。她四十歲出頭，不過看起來比實際年齡更加蒼老、疲憊。她的症狀已經出現將近十年，不過是在三年前才診斷出風濕病症，莎拉全身多項組織與器官長期受到免疫系統攻擊。

儘管身體疲憊，服用多種藥物，其中包含幾種疼痛藥物和胺甲喋呤（methotrexate）、羥氯喹（hydroxychloroquine），她還要照顧兩個青

春期小孩，努力過著相對正常的生活。除了疼痛和疲憊外，莎拉還有頭痛、腸激躁症和憂鬱症狀。她的一般科醫師開立抗憂鬱劑，胃腸科醫師則開了腸激躁症的相關藥丸。和眾多其他轉診到我這裡來的自體免疫患者一樣，除了提高疼痛藥物劑量或提供更強效的藥物以外，我不確定自己還能做什麼。

之後的六個月，莎拉的纖維肌痛發作兩次，每發作一次，用藥劑量就提高一些。她的症狀持續惡化，腸激躁症也加劇，俗稱為「纖維霧」（fibro fog）的健忘症狀變得更嚴重，胸口及關節也開始疼痛。後來她接受高劑量口服類固醇療程來對付纖維肌痛發作，不過這也有其副作用。

可想而知，由於莎拉過於疲憊，難以照顧自己和家人，她越來越倚重加工食品和外帶餐點，全家的飲食都受到影響。我請她諮詢我合作的營養師，這位營養師採取功能醫學與生活型態醫學（lifestyle medicine）的健康策略。接下來六個月，莎拉遵從建議，在營養師的協助下調整飲食。雖然一開始並不容易，但她希望為家人做點努力。她受夠了藥物的副作用，而且其實也別無選擇。

回診時，我驚喜地發現眼前的莎拉精神奕奕、神情愉悅。她整個人煥然一新，體重明顯減輕，心情也比以前好得多。我問她什麼原因造成這樣的改變，她說家人的支持、營養師的指引和飲食計畫都是重要因素。她遵循飲食建議，藉此提升睡眠品質、減緩疼痛，進而調降藥物劑量，改善疲勞狀況。

本章將說明如何透過仔細審視自己的飲食，來管理、調整並降低疼痛，在某些情況下甚至能完全祛除。讀完本章後，你將瞭解以下重點內容：

- 腸道微生物及其基因會影響慢性（持續性）疼痛。
- 攝取某些食物可能導致腸道發炎，進而波及大腦與脊椎的免疫系統。
- 瞭解自己的飲食是否提高患病風險。
- 肥胖本身可能導致疼痛。
- 消炎飲食是對抗慢性疼痛既安全又有效的利器。

慢性疼痛與微生物組

現代世界的一個特徵是，傳染病（例如新冠肺炎）其實並不常見。由於下水道設施與衛生措施完善，水媒疾病也很罕見。在已開發世界中，社交距離與手部衛生措施也能防範疾病傳播。

但如果進一步審視，你會發現類風濕性關節炎等自體免疫疾病、第一型糖尿病、各種物質的過敏、肥胖、消化問題與心理健康病症都有增無減，就連慢性疼痛都相當氾濫。

這些表面上大相逕庭的醫學病症其實有一個共通點。科學家認為，人體微生物組（體內與我們共生、共同演化的微生物基因）已受到影響，這可能導致所謂二十一世紀文明病的蔓延，人類微生物組計畫（Human Microbiome Project）等大型研究計畫都已經顯現其中的關聯。

約有一百兆微生物生存在人體內與身體表面（不同書籍或論文所估計的數量約有幾兆的差異），這些微生物大多是細菌，不過也有病毒、真菌、古菌等有機體，合稱為微生物相。這些有機體共約有四百四十萬種基因，合稱為微生物組[1]。

微生物組與人類兩萬一千至兩萬三千個基因共同形成一個超級有

機體，協助我們在此世界中生存、繁衍。稻米植株約有四萬六千個基因，水蚤約有三萬一千個基因，而人類之所以優於這些物種，是因為我們有微生物組的默默協助。

生存在我們體內與周遭的微生物相幫助我們消化食物，不僅如此，牠們還能消化人類無法自行處理的食物，例如某些纖維；微生物也會處理、排除我們攝取的多種危險化學物質。最重要的是，牠們會訓練、調節腸道（第二大腦）的免疫與神經系統，並間接透過迷走神經和小神經膠質細胞（見第 121、123 頁）影響全身及大腦。可想而知，只要體內微生物受到妥善照顧，牠們也能防止有害細菌的生長。

不過現代生活型態使微生物組的正常多樣性逐漸流失、受到侵擾。科學作家暨演化生物學家艾蘭納・柯琳（Alanna Collen）在其著作《我們只有 10% 是人類》（*10% Human*）中，指出健康微生物受擾或流失所造成的兩大明顯現象 [2]：

1. 腸道免疫系統黏膜受到擾動，導致免疫系統開始攻擊自己。目前認為纖維肌痛等數種疼痛症狀可能含有某種程度的自體免疫相關發炎。
2. 腸道失調或功能異常。因此我們可以從另一個角度來思考腸激躁症的肇因。

腸道中人類免疫細胞的數量比身體其他部位更多——免疫系統約有百分之六十至八十位於腸道中。人類的腸壁只有一個細胞的厚度，也就是說，血液與「外界」之間只有薄薄一層阻隔，因此身體在需求最迫切的地方部署防禦重兵，實施最高等級的安全監控。

啟動防禦意指身體可能釋放強力化學物質來保護身體，防範不健康的壞菌。在此過程中，如果這些化學物質進入血液中，就可能造成身體疲勞及中樞敏感化[3]。

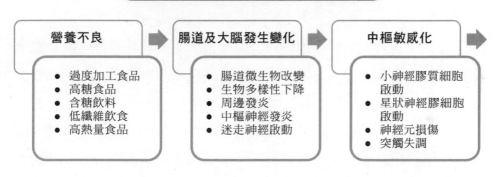

以下說明營養不良導致中樞神經系統敏感化的機制：如果你的飲食習慣不佳（低纖維、高熱量，含有大量碳水化合物），缺乏蛋白質、維生素和營養素（例如漢堡和薯條。不不不，漢堡夾的一小片生菜可不算數），那麼你的身體製造炎性化學物質的機率就會提高。這些化學物質含有自由基（有害的活性氧原子），可能造成全身的細胞與組織損傷。

這會啟動體內的 TLR（類鐸受體），他們就像體內細胞中的監控攝影機，負責搜尋任何外來物質的身影。TLR 啟動後，他們會使脊椎與大腦變得敏感，觸發發炎反應，進而啟動大腦中扮演警察角色的神經膠質細胞。

神經膠質細胞的啟動會導致所謂的「神經發炎」。神經膠質細胞過度活躍會進一步釋放炎性化學物質，患者如有慢性下背疼痛、纖維

肌痛，甚至是類似坐骨神經痛的症狀，他們身上常見炎性化學物質增多及神經膠質細胞過度活躍的現象。

這代表即便問題最先出現於關節或結構，隨著時間過去，營養不佳可能使大腦變得敏感，進而使疼痛加劇。

神經系統的正常運作需要特定營養素。如果飲食無法供給這些養分（尤其是缺乏某些維生素），就可能導致疼痛。舉例來說，維生素B$_{12}$缺乏症可能導致末梢神經疼痛，而維生素 D 缺乏症可能導致身體多重關節與骨骼廣泛疼痛。坦白說，所有疾病都源自腸道，此話一點也不假！

就像前一章討論過的身心連結（見第 115 頁），大腦和腸道不僅透過化學物質互相影響，迷走神經也緊密牽動這兩個部位（見第 121頁）。資訊在這兩者之間雙向傳遞，因此大腦可以控制腸道，腸道也能影響大腦。

腸道中的免疫系統是抵禦外來入侵者的第一道安全防線。免疫系統必須發展出一套方法，用以識別與我們共生、合作的友善微生物鄰居，並將資訊歸檔[4]，進而才能準確區別入侵者並對他們發動攻擊，保護身體。這些資訊及記憶都儲存於第二大腦（腸道神經系統）中，但也會傳遞、知會大腦。「腸道大腦」會確保消化等多數腸道活動可以獨立進行，除非確有必要，否則意識不會察覺。

生存於腸道中的眾多微生物附著在薄薄的腸壁上，與腸道免疫細胞只有一層細胞之隔，因此這些微生物與免疫細胞「交流」頻繁。所以說，不論你感覺壓力大、疼痛、飽餐一頓或感到飢餓，微生物都會「不小心聽到」腸道和大腦溝通的訊息，進而緩和或加劇你的感覺。動物和人類研究都顯示，微生物存在與否可能影響或改變情緒狀態，因此現在有

許多科學家相信，腸—腦軸線更準確的說法應該是腸—微生物相—腦軸線，而且兩者之間交流是雙向的：腸道與大腦持續互相影響。

大腦如何影響腸道？

前一章談到，大腦會預先準備好特定的神經網路或計畫，這通常是有利快速反應的本能捷徑，協助我們對付充滿壓力的情境，採取戰或逃反應，目的是提高生存及繁衍的機率[5]。

這些情緒或神經網路通常與恐懼、憤怒、哀傷、玩樂、慾望、愛和育嬰相關。這些神經網路少部分由基因決定，絕大部分則是受生命早期經驗影響。早期經驗可能使小神經膠質細胞變得敏感，隨時要為日後保護我們做好準備。

由於迷走神經在身心之間建立連結，面對壓力源時，腸道也會做出相應的反應，導致反胃、激躁、腹瀉與痙攣。發生這些事件後，身體會標記這些反應，未來壓力源再次出現時，身體就會快速使出同一套反應。面對生死關頭時，這樣的反應相當實用，不過如果處於安全的環境，卻著實令人困擾。

腸道如何影響大腦？

消化系統與腸道的功能不只有消化食物。我們現在知道，部分負責生成荷爾蒙的細胞位於腸道中，這些細胞負責分泌體內約九成的血清素[6]。血清素是一種重要的信號分子，功能不限於消化，血清素也會傳送至大腦，調節疼痛敏感度、睡眠、食慾、情緒與整體健康等重要任務。血清素也會調配小神經膠質細胞的機能與發展（見第 123 頁）。

信號透過粗重的迷走神經纜線進行傳遞。疼痛患者越來越常出現

情緒困擾與焦慮、憂鬱等心理健康問題，部分患者可能同時有腸道失調的症狀，導致免疫及內分泌系統異常，進而擾亂身心。

　　腸道與大腦溝通的雙向性質又牽涉到免疫、神經及荷爾蒙信號，因此學者認為，微生物是維持系統平衡不可或缺的角色。以腸激躁症、發炎性腸道疾病或纖維肌痛等慢性疼痛症狀來說，系統之間假如溝通失調，疼痛可能惡化。

　　依循這個邏輯，為微生物組提供正面影響應能減緩疼痛程度。

什麼物質會使腸道發炎、導致疼痛？

　　你現在知道自己是一個超級有機體，與友善的微生物鄰居共同生活，你也應該知道，假如你不善待這些微生物，甚至與他們決裂，將會面對什麼後果。與微生物相失和，導致腸─腦軸線功能失常的現象稱作微生態失調（dysbiosis），目前認為這是腸激躁症的根本原因，也常是纖維肌痛、偏頭痛與發炎性腸道疾病（克隆氏病）、艾登二氏症候群（Ehlers-Danlos syndromes）、骨關節炎，甚至類風濕性關節炎的主要肇因。

劣質食品

　　高熱量、高度加工的食品及高糖飲料會快速釋放糖分或壞脂肪（例如外帶食品），這些都可能導致發炎，降低微生物多樣性。

藥物（抗生素／疼痛藥物）

　　抗生素和許多其他藥物，包括化學治療和免疫療法藥物都會消滅

整個微生物族群。傳染病或腸病毒也會釋放毒素，危害健康微生物。有多項案例及科學文獻記載患者因感染而服用抗生素後出現慢性疲勞或類似纖維肌痛的症狀。

食物種類少

「生物多樣性低落」是我們飲食選擇的後果。標準美式飲食的特色包括大量加工紅肉、預包裝食品、炸物、精緻穀類、玉米（和高果糖玉米糖漿）、高醣飲品，我們習慣這類飲食的同時，體內微生物的多樣性也逐漸下降。

生物多樣性低落的現象也常見於年幼或年老人口，心理疾病與神經疾病患者也有類似狀況。部分患者由於過敏或無法耐受多種食物，也可能導致生物多樣性不足。部分嚴格飲食也可能造成生物多樣性低落，這可能助長不適當的微生物滋長，因此成為問題、助長發炎。

錯誤的地點／錯誤的時間

患者因服用抗生素或感染不尋常的腸病毒而導致特定微生物族群遭到消滅，兩者之間有些微差異。在此之後，不受歡迎的微生物可能會在腸道不同部位過度增生，正常來說，該部位不會有這種微生物，小腸菌叢過度增生指的就是這種現象，纖維肌痛及腸激躁症患者常見這種症狀。於是，患者身體出現發炎反應，影響正常機能，導致疼痛、腹脹、痙攣、腹瀉及反胃。這些症狀會干擾正常生活且難以治療，一般認為病因是壞菌造成單一細胞形成的黏膜腫脹、分離，進而產生腸漏症而導致。

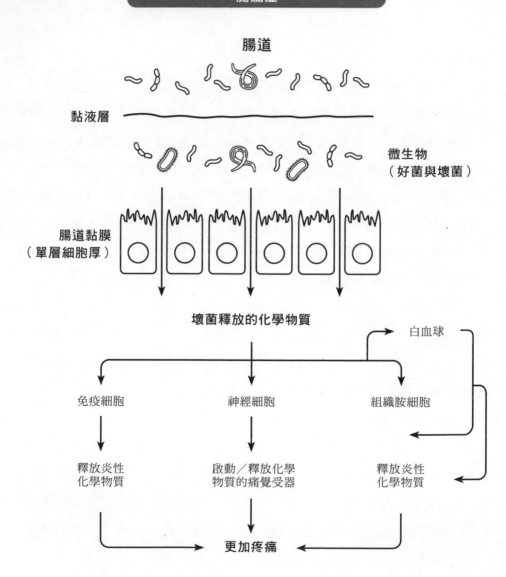

腸漏症

腸道

黏液層

微生物
（好菌與壞菌）

腸道黏膜
（單層細胞厚）

壞菌釋放的化學物質

白血球

免疫細胞　　　　神經細胞　　　　組織胺細胞

釋放炎性　　　　啟動／釋放化學　　　釋放炎性
化學物質　　　　物質的痛覺受器　　　化學物質

更加疼痛

你的生活型態是否促進發炎？

我們現在知道，微生物失調和生物多樣性低落可能助長、延續慢性疼痛，使疼痛加劇，我希望讀者能注意自己的飲食與食物攝取，照顧體內微生物組，因為牠們對生理與心理健康的眾多面向都有重要影響。如要建立正常的炎性疼痛反應，維持生物多樣性及健康的腸道是不可或缺的條件[7]。

實驗室繁殖的小鼠體內可能完全沒有微生物，牠們稱作無菌鼠。研究人員誘發無菌鼠的疼痛反應時，牠們對任何發炎的疼痛感知都比較低[8]，但這不代表我們可以透過消滅體內微生物來減緩疼痛。這項實驗顯示，我們可以透過補充各種益生菌調整腸道微生物組，進而改變疼痛反應。另一項骨關節炎研究顯示，膝蓋與髖部疼痛程度與患者體內的微生物組種類有關[9]。

傑出腸胃科醫師、作家暨神經科學家艾莫隆‧邁爾（Emeran Mayer）教授提到一種「健康欠佳狀態」，他稱之為「前疾病期」狀態[10]。我的診所有許多這樣的病患，也有大量慢性疼痛患者一開始就是處於這種狀態，他們整體上還算健康，不過由於生活環境、工作壓力及慢性疼痛等綜合因素，他們長期疲勞或處於壓力之中。他們時間和精力有限，難以每天運動、照顧自己；瀕臨肥胖邊緣，飲食習慣欠佳，匆忙的午餐時間只能攝取速食、包裝三明治及含糖飲料。他們的睡眠品質不佳，出現疲勞、反覆疼痛的症狀，如果求診於一般科醫師，可能會得到各種退化性疾病的診斷。

壓力系統持續啟動的狀態會影響腸—微生物相—腦軸線，導致全身性低度發炎與大腦的神經發炎現象。這種發炎也可能出現於腸道內，

導致釋放更多脂多醣（一種炎性化學物質），造成腸漏症。

面對慢性壓力與童年或成年逆境，不只腸道疼痛感會提高，周身疼痛都會加劇。不幸的是，這種壓力又反過來提高過度加工之高糖食品（所謂「療癒食物」）的需求，而這種飲食只會使慢性疼痛更加惡化。

回答下列問題，檢視自己目前的飲食是否助長體內發炎 [11]。

		是	否
1	**你每天都攝取某種形式的加工外帶食品嗎？** 每日攝取加工食品會使腸道發炎加劇，而且身體沒有時間自我修復。		
2	**你每天都攝取加工肉品嗎？** 加工肉品含有大量飽和脂肪，而且會釋放助長發炎的危險反式脂肪。		
3	**你每天都攝取精製麵粉／麵包產品嗎（例如可頌、漢堡麵包等）？** 精製的麵包產品消化太快，易使壞菌過度生長。		
4	**你的飲食欠缺纖維嗎？** 纖維就像掃把，能清除腸道中的毒素。高度加工食品的纖維含量非常低。		
5	**你的日常飲食欠缺植物營養素（phytonutrient）嗎？** 植物營養素主要存在於水果、蔬菜、堅果及種子中，而且具有消炎、抗氧化的特性，有助於抑制發炎。		
6	**你每天運動充足嗎？例如散步等三十分鐘以下適度活動。** 脂肪組織會促進發炎。		

7	**你認為自己的飲食是否脂肪酸不平衡?** 反式脂肪容易導致發炎。如果每日攝取外帶及加工食品,易有脂肪酸不平衡的現象。		
8	**你是否遭遇情緒壓力或不健康的人際關係?** 這些情況都會助長發炎、阻礙傷口癒合、提高免疫抑制。		

如果有超過五道問題的答案為「是」,那我強烈建議你開始改變自己的飲食習慣,因為這可能是你疼痛的原因之一。促炎生活型態的問題不僅在於這些食物可能導致腸道局部發炎,劣質食品一旦進入體內,還會釋放炎性化學物質(脂肪激素,adipokines),造成疼痛。

食物的社交面向

雖然在這本書裡談論這個議題好像有點奇怪,不過我認為飲食的社交面向對我們的飲食習慣、原因及方式深有影響。進食的環境與共同用餐的對象可能大幅影響食量、飲食內容及用餐心情[12]。在社交環境中與親友共同用餐可能有助於堅持較健康的習慣,彼此也可以產生正面影響[13]。獨自用餐就沒有這些優點,反而可能進一步使心理與生理健康惡化。雖然獨自用餐是順應現代工作文化發展出的模式,不過我認為我們應該盡力嘗試每天至少一餐與他人共同享用。

肥胖與疼痛

我們都知道,肥胖是糖尿病及其他心臟相關病症的一大風險。在這次新冠肺炎疫情中,我們發現肥胖者可能也是感染病毒的高風險群。

早在二〇一三年，聯合國糧農組織宣布，英國約有百分之二十五的肥胖人口，且預計至二〇三〇年，肥胖比例將增加至百分之五十 [14]。

許多人認為肥胖之所以會導致疼痛，是因為關節（腿、背、肩膀等）承受較多重量，不過這只是部分原因，我們現在知道還有更嚴重而深層的問題。

身體質量指數（body mass index，簡稱 BMI）

BMI 的算法是將體重（單位：公斤）除以身高（單位：公尺）的平方。BMI 介於 18.5 至 24.9 之間屬於健康體重的範圍，25 至 29.9 為過重，超過 30 則歸類為肥胖。BMI 是相當實用的指標，能讓你大致知道自己目前的狀態，瞭解肥胖是否可能是影響疼痛的因素之一。

肥胖導致疼痛的原因眾多，包含以下幾點。

機械負荷

肥胖會增加脊椎的機械負荷，增加關節承受的壓力。一項研究調查超過一百萬位美國人，結果顯示比起 BMI 低或正常的族群，BMI 介於三十至三十四之間者的疼痛程度提高百分之六十八；BMI 介於三十五至三十九之間者，疼痛程度更高出百分之一百三十六 [15]。丹麥研究人員進行郵寄問卷調查，詢問將近兩萬九千位雙胞胎，研究發現肥胖與下背部疼痛相關，而且與慢性疼痛的持續具有關聯 [16]。澳洲研究人員指出，肥胖患者出現髖部及膝蓋骨關節炎的機率比常人高出七倍 [17]。

降低血流量

肥胖可能對特定部位造成壓力，降低該部位血流量，提高神經損傷的風險（神經性病變疼痛）。

廣泛發炎

我們現在知道，由於肥胖者血液中存在數種炎性化學物質，他們的疼痛感可能較高。脂肪細胞本身會釋放 IL-6（間白素 -6）、腫瘤壞死因子 α 及瘦素等炎性化學物質（細胞激素）。這些化學物質會共同作用，啟動神經系統，導致身體分泌更多細胞激素，造成中樞敏感化。由於腸道內部及附近可以儲存大量脂肪（內臟脂肪），該部位的神經及免疫系統也會受到影響，進而啟動大腦的一連串反應流程。如果你有肥胖問題並感到疼痛，這可能不是傷害性疼痛（因關節炎惡化而產生的疼痛），而是大腦及神經造成的可塑性疼痛。因此如果你有肥胖問題，注射或手術治療可能無法解決你的疼痛問題，接受介入措施前應謹慎評估。

目前認為肥胖是一種促炎狀態，可能提高皮質醇（壓力荷爾蒙）的分泌，而這種慢性壓力又會導致神經發炎。肥胖、疼痛與發炎之間的複雜關係可能使細胞開始產生胰島素抗性，提高罹患糖尿病、高血壓及代謝症候群的風險。

消炎飲食

每個人的營養和飲食選擇都不一樣，很難找到適合所有人的方法。不過如果你感到疼痛，決定要從營養方面著手，以下提供幾則適用於任何飲食的建議：

- 盡量排除飲食中的促炎食品。
- 增添消炎食物：消炎飲食有助減緩疼痛。
- 每天盡量飲用一至一·五公升開水。
- 考慮服用營養素、維生素、礦物質。
- 考慮將一天的進食時間集中在八至十二小時的區間內，盡量讓腸道有空檔進行清理、休息。

進一步探討之前，我們先來檢視你目前的飲食健康狀態。

健康飲食測驗 [18]

仔細思考以下問題並圈選答案。

1. 你每天通常攝取多少份水果（一份：75 公克新鮮水果或果乾／ 1 顆中型水果／ 250 毫升無糖果汁）？

   A. 零份 (-2)

   B. 一份 (0)

   C. 兩到三份 (+2)

   D. 四份或以上 (+3)

   （分數）＿＿＿

2. 你每天通常攝取多少份蔬菜（一份：220 公克綠色葉菜／ 100- 110 公克其他蔬菜。生熟食皆可）？

   A. 零份 (-4)

B. 一份 (0)

C. 兩份 (+1)

D. 三份 (+2)

E. 四份或以上 (+3)

（分數）＿＿＿＿

3. 你每個月通常會攝取多少種不同蔬菜？

A. 兩種或以下 (-4)

B. 三到四種 (0)

C. 五到六種 (+1)

D. 七到八種 (+3)

E. 九種或以上 (+4)

（分數）＿＿＿＿

4. 你每週通常攝取乾燥或新鮮豆類（扁豆、鷹嘴豆、腎豆、青豆）
幾次？

A. 零次 (-2)

B. 一到兩次 (0)

C. 三到四次 (+1)

D. 五到六次 (+2)

E. 七次或以上 (+3)

（分數）＿＿＿＿

5. 你每週通常攝取紅肉幾次？

A. 六次或以上 (-4)

B. 四到五次 (-3)

C. 一到三次 (-1)

D. 每週不到一次 (+2)

E. 零次 (+3)

（分數）＿＿＿＿

6. 你每週通常在速食餐廳用餐幾次？

A. 六次或以上 (-5)

B. 四到五次 (-4)

C. 一到三次 (-3)

D. 每週不到一次 (-2)

E. 零次 (0)

（分數）＿＿＿＿

7. 你一天最常飲用什麼飲料或水？

A. 氣泡飲料（包括一般或低卡的氣泡飲料）(-4)

B. 含咖啡因的咖啡或茶飲 (-1)

C. 無咖啡因的咖啡或茶飲 (0)

D. 牛奶或果汁 (0)

E. 花草茶或水 (+3)

（分數）＿＿＿＿

8. 你每天通常喝幾罐氣泡飲料（330 毫升）？

A. 六罐或以上 (-5)

B. 四到五罐 (-4)

C. 兩到三罐 (-3)

D. 一罐 (-2)

E. 不到一罐 (-1)

F. 零罐 (0)

（分數）＿＿＿＿

9. 你每週通常吃魚幾次？

A. 從來不吃 (-2)

B. 一次 (+1)

C. 兩次 (+2)

D. 三到五次 (+3)

（分數）＿＿＿＿

10. 你每週通常攝取全穀物（百分之百全穀物麵包、整粒麥片、糙米、藜麥、全黑麥餅乾）幾次？

A. 從來不吃 (-3)

B. 每週一到兩次 (-1)

C. 每週三到四次 (0)

D. 每週五到六次 (+1)

E. 一天一次以上 (+3)

（分數）＿＿＿＿

11. 你多常吃餅乾、蛋糕或冰淇淋等甜食？

A. 一天一次以上 (-3)

B. 每隔一天一次 (-2)

C. 一週兩次 (-1)

D. 一週一次 (0)

E. 一個月兩到三次 (+1)

F. 很少 (+3)

（分數）＿＿＿＿

總分 ＿＿＿＿＿＿＿＿＿

現在請加總分數（括號內的數字），看看自己的得分落在哪個區間：

22-28：飲食習慣很棒

17-21：飲食習慣不錯

10-16：需要改進

9分（含）以下：需要大幅改進，從一次改掉一個壞習慣開始

排除促炎食品
➙ 炎性碳水化合物

　　碳水化合物是三大類食物之一。一九六〇年代進行的部分研究向膽固醇及脂肪提出質疑，推廣低脂、高碳水化合物的飲食，宣稱高脂可能導致心血管疾病，我們現在知道實際並不是如此，不過碳水化合物（尤其是精製的版本）已經變得相當普及。多數加工及精製碳水化

合物（白麵包、白米、披薩麵團、多種麥片、酥皮點心、甜點與義大利麵）假如過量攝取，都有促炎的作用，尤其升糖指數高的食品更是如此。

升糖指數（GI 值）

升糖指數代表碳水化合物對血糖的影響，數值介於 0 至 100 之間。砂糖的 GI 值為 62，一般建議攝取 GI 值低於 55 的食物，身體消化、代謝這些食物的速度較慢，能降低發炎；不建議攝取 GI 值超過 65 的食物，因為這些食物容易造成發炎，使血糖上升、胰島素激增，久而久之會對身體造成傷害。讀者可以考慮將白米替換成糙米，即食燕麥換成鋼切燕麥，馬鈴薯換成白花椰菜泥，白麵包換成全穀物麵包。

由於糖本身就有促炎效果（而且容易上癮），所以我們也應考慮食品額外添加的糖量（游離糖）。一般建議是，一日攝取熱量中，來自游離糖的比例不應超過百分之五，對成人來說大約等於三十公克的糖，小孩則是二十四公克。假設一茶匙糖大約四公克，那就是每天平均不應攝取超過七・五茶匙的糖，而兒童的攝取上限會更低[19]。WHO 現在建議民眾應盡力將每日游離糖攝取量降低到六茶匙以下。如欲進一步瞭解游離糖量的意義，可造訪網站：phcuk.org/sugar，參閱大衛・昂溫（David Unwin）博士的圖表解析[20]。

讀者也可以考慮加入「That Sugar Movement」等計畫（參見第 277 頁資源），踏出降低攝取糖量的第一步。

➥ 炎性脂肪

解決碳水化合物之後，去除壞脂肪是理想的下一步。反式脂肪是其中最不健康的一種，天然與人造食品都可能含有反式脂肪。為了保持固態、增添風味並延長保存時間，植物油經化學轉化的過程會產生人造反式脂肪酸。反式脂肪酸可能大幅提升發炎機率，對肥胖者的影響更大。所有加工食品幾乎都含有反式脂肪（參見下一頁方框）。

不過讀者應該注意的是，並非所有脂肪都有害健康。過去由於不當解讀臨床研究，因此產生錯誤觀念，目前普遍肯定膽固醇是大腦機能與健康的必要元素，飲食中的膽固醇不太會提高心臟疾病的風險 [21]。不過富含膽固醇的食物通常也含有大量月桂酸、棕櫚酸、肉豆蔻酸等飽和脂肪酸，因此會提高血液中低密度脂蛋白膽固醇（壞膽固醇）[22]。富含這類飽含脂肪酸的食物包括：紅肉、動物脂肪、奶油、冰淇淋、豬油和棕櫚仁油、椰子油等。

Omega-3 和 Omega-6 是兩種可以透過飲食攝取的多元不飽和脂肪酸。Omega-3 消炎的功效較佳，大量攝取 Omega-6 則有促炎的作用。在加工食品普及之前，人類攝取的 Omega-3 及 Omega-6 含量差不多，不過隨著高熱量、過度加工食品逐漸取代原本以植物為主的飲食，糖量攝取也開始增加後，Omega-3 與 Omega-6 脂肪酸的平衡也受到影響。近來 omega-6 的攝取量大幅增加，現在與 omega-3 的比例大約是十五至

二十五比一。這個比例相當重要，因為假如過度攝取 omega-6，體內炎性化學物質的含量可能提高並使原有的疼痛加劇。

　　請盡量完全去除飲食中的反式脂肪和任何過度加工食品，減少攝取富含 omega-6 的食物，例如植物油、大豆油、家禽和速食。

食品加工

無加工

這類食物直接來自果園或農地，通常維持其自然狀態（包含新鮮或冷凍），清潔或乾燥等加工程度低。這類食物包括新鮮及冷凍水果、蔬菜、家禽、肉類、海鮮、蛋和蛋白、去殼生堅果、種子、完整全穀粒與自然發酵的食物，例如味噌、辛奇（Kimchi，俗稱韓式泡菜）、德式酸菜、印度酸辣醬。

加工

這類食物經過萃取及濃縮，透過碾磨、精製或氫化來延長保存期限。少量攝取還可以接受，不過體內累積大量這類食物可能造成問題。這類食物包括奶油、起司、人造奶油、糖、楓糖漿、含有乳糖及麩質的麵粉、鮮奶油、玉米糖漿及果乾。

過度加工

這類食品通常經過烘焙、煎炸等高度加工程序，含有添加物、調味料及防腐劑。這些食品可能啟動大腦的酬賞中樞，因此應該盡量避免。過度加工食品包括培根、白麵包、餅乾、蛋糕、甜點、炸薯條、甜甜圈、冰淇淋、洋芋片、香腸、煙燻／醃製肉類。

➡麩質／乳糖等過敏原

下一個可以考慮減少／排除攝取的食物類別是麩質及乳製品。麩質指的是廣泛存在於小麥、大麥及黑麥製品中的兩種蛋白質（穀膠蛋白和小麥穀蛋白）。麩質具有膠水般的特性，是造就麵點口感、質地的關鍵，但也會啟動某些人的免疫系統，導致不耐症與過敏。同樣的，乳製品中的主要碳水化合物來自乳糖。部分人口缺乏分解乳糖的酵素，因此可能對乳製品產生過敏及不耐反應。數項研究顯示，乳糖不耐症相當普遍，麩質過敏的現象也的確存在，人們之所以對這兩種成分過敏的原因很多，並不在本書的討論範圍內。

本章稍早提到的莎拉對麩質過敏，但一直沒有診斷出來，而去除飲食中的麩質是她身體狀況改善的一大原因。她發現自己的小腸前段無法有效分解麩質等厚重澱粉，因此是由其他微生物負責分解，而這些微生物會釋放出特定化學物質，造成腸漏症。這會導致某些化學物質（特別是脂多醣）進入血液中，使她全身疲勞、疼痛。莎拉戒除麩質四週後，開始感覺身體狀況有所起色。

首要訣竅

嘗試以六週為期，在此期間不要攝取麩質及／或乳製品，觀察自己的疲勞或疼痛狀況有無改善，若不見起色再逐漸恢復一般飲食。戒除麩質代表不能食用麵包、餅乾、捲餅和多數烘焙食物，你可以用當地超市的無麩質產品取代，多攝取新鮮水果、豆類以及藜麥、蕎麥、鋼切燕麥等穀物。

➥ 其他促炎食品

多胺：過度攝取多胺可能提高神經系統的敏感度，進而使疼痛加劇。減少多胺有助於改善原本的疼痛敏感度。柳橙汁通常含有大量多胺，因此也許可以考慮減少柳橙汁的攝取量，特別是碳酸或氣泡柳橙汁，因為這些飲料不僅含有大量多胺，糖分也很高。馬鈴薯（尤其是加工過的洋芋片）也含有大量多胺。

咖啡因：一方面，咖啡因結合其他鎮痛劑可以改善疼痛。不過咖啡因也會干擾睡眠，如果你原本就有慢性疼痛及睡眠障礙的問題，那麼飲用咖啡可能會使疼痛惡化。建議在預計就寢時間前七、八個小時不要攝取任何咖啡因。

高果糖玉米糖漿：整體來說，所有形式的糖都有促炎作用，而果糖或高果糖玉米糖漿等經修飾的糖也有促炎效果。高果糖玉米糖漿廣泛存在多數食品中，極難避免。

興奮毒素（excitotoxin）：興奮毒素是一種小型胺基酸分子，常添加於食品中，用於增添風味、改善口感。這些食品添加物會刺激某些神經細胞，引起興奮反應，在某些患者身上可能造成過度刺激或延長興奮時間。攝取含有大量興奮毒素的食品可能導致神經系統發生改變。

兩種常見的興奮毒素包括麩胺酸鹽及天門冬胺酸（阿斯巴甜的主要成分），他們是興奮神經傳導介質，有案例指出這兩種物質和疼痛惡化、頭痛、偏頭痛發作、癲癇和行為改變等神經問題相關。二〇〇一年一項研究描述四位女性纖維肌痛患者的經歷，她們的症狀已持續將近十七年，也做過徹底檢查，排除其他疾病。她們對不含麩胺酸鈉（即味素）或天門冬胺酸的飲食反應良好。

阿斯巴甜是低卡甜味劑、無糖甜點及口香糖的常見成分。含有麩胺

酸鈉、酵母萃、明膠、組織化蛋白質、水解蛋白質、鹿角菜膠、大豆分
離蛋白、濃縮乳清蛋白的產品中，經常含有麩胺酸鹽。其實，大致準則
就是，食品加工程度越高，其中含有麩胺酸鈉的機率及濃度就越高。

如果你有中樞敏感化導致的疼痛問題，可以考慮避免／減少攝取
以下促炎食品：

- 紅肉，包括漢堡排等加工版本。
- 某些萃取自大豆、紅花籽、玉米及葵花籽的油脂和脂肪。
- 白麵包、白飯和玉米麥片。
- 氣泡飲料（包括低卡版本）、果汁、能量飲料及調味料。
- 糖果和餅乾、蛋糕、酥皮點心、甜甜圈、派點、甜點。

**你常吃哪些促炎或消炎食物？你能否選定兩種促炎食品，接下來
兩個禮拜都不要食用，觀察自己的疼痛有無改善？**

添加消炎食物

多種食物已獲證實具有消炎作用，不過更全面的策略是採用涵納
這些食物的健康飲食。

地中海飲食含有大量蔬菜、水果、全穀物、豆類、堅果及種子，
搭配橄欖油烹調，是相當安全、健康的飲食法。地中海飲食中紅肉及
乳製品不多，魚類及家禽比例較高。

殺蟲劑

為了生產大量新鮮農作物，農人使用多種殺蟲劑，這已經從根本造成問題。也就是說，光是清洗蔬菜水果並不夠，因為農作物很可能已經吸收殺蟲劑並隨著我們食用蔬果而進入人體。我們無法確定環境毒素是不是某些疼痛症狀及神經、免疫系統敏感化的根源。

美國非營利組織環境工作小組（Environmental Working Group）藉由估計殺蟲劑含量，每年公布農產品清單，分別包含十二種骯髒及十五種乾淨農作物[23]。查看以下二〇二〇年公布的最新清單，嘗試選擇較乾淨的農產品。英國也廣泛採用這份清單[24]。

骯髒十二清單 （Dirty Dozen™）	乾淨十五清單 （Clean Fifteen™）
草莓、油桃、蘋果、葡萄、水蜜桃、櫻桃、梨子、番茄、菠菜、羽衣甘藍、芹菜、馬鈴薯	酪梨、甜玉米、鳳梨、洋蔥、木瓜、冷凍豌豆、茄子、蘆筍、白花椰菜、綠花椰菜、蘑菇、包心菜、奇異果、蜜香瓜、哈密瓜

鹼性飲食食用大量水果、蔬菜、種子、堅果、魚類、天然優格、豆子、豆莢，如果你有疼痛症狀，建議採用這種飲食法，因為加工食品及升糖指數高的食物會使身體呈偏酸性*。

---

*編註：關於鹼性飲食能否調整身體酸鹼度，目前仍缺乏可信證據。但由於其建議的飲食內容多為未加工的天然食品，故對身體健康仍有助益。

➥ 消炎碳水化合物

地瓜、紅蘿蔔、防風草等低密度細胞碳水化合物都是低碳水化合物飲食的良伴。

➥ 消炎脂肪

omega-3 不飽和脂肪酸具有消炎功效，因此請減少 omega-6 攝取量並提高 omega-3 的攝取。omega-3 抑制小神經膠質細胞活性的功效為人所知，因此可以進一步減緩大腦的發炎情形。魚類含有大量 omega-3，尤其是鯖魚、鯡魚、鮭魚等冷水性魚類，亞麻仁、杏仁等食物也富含 omega-3。以橄欖油當作主要油脂也能提高 omega-3 攝取量。

改變營養攝取能否改善你的慢性疼痛？在此記錄想要與醫師討論的問題：

_____

_____

確保攝取充足水分

雖然和疼痛沒有因果關係，不過我有幾位纖維肌痛和慢性疲勞患者發現留意自己是否飲用足夠水量很有幫助。充足水分可以減緩疲勞、舒緩纖維霧的症狀，他們覺得對於改善活力與專注度也有幫助。營養師也建議莎拉注意自己的水分攝取，營養師請她早上喝兩杯水，三餐各配一杯水，晚上睡前再喝兩杯。

雖然沒有明確證據規範飲用上限，不過根據一般建議以及與營養師、其他醫師的討論結果，我們一天應該攝取一至一點五公升水分。

你一天喝多少水？接下來幾週能否有所改進呢？

_____

_____

消炎食物

- 全穀物：全穀物麵包、燕麥（鋼切）、糙米、大麥、布格麥（bulgur wheat）、藜麥、古斯米（couscous）、粗粒玉米粉（polenta）、黑麥麵包。
- 豆子／堅果／種子：黑豆、鷹嘴豆（泥）；堅果和種子包括核桃、杏仁、胡桃、花生、葵花籽、亞麻仁、南瓜籽；豆類包括毛豆、甜豌豆。
- 水果：莓果、櫻桃及深色水果。
- 蔬菜：甜椒、番茄、菠菜、羽衣甘藍、散葉萵苣、綜合生菜、深綠色葉菜、綠花椰菜、芽菜、白花椰菜、蘿蔔、小黃瓜。
- 油脂：橄欖油及椰子油。
- 魚類：最好是鮭魚、鯡魚、鯷魚、沙丁魚、鯖魚等冷水性魚類。
- 茶：紅茶、綠茶、白茶、花草茶。
- 巧克力：可可含量大於百分之七十的黑巧克力。
- 葡萄酒：紅葡萄酒（每週不超過十四酒精單位*）。
- 纖維來源：樹莓（覆盆子）、藍莓、酪梨、綠花椰菜、堅果、種子、豆子、白花椰菜、羽衣甘藍、蘋果。

---

* 編註：在英國，一酒精單位等於十毫升（約八公克）純酒精。在臺灣，一酒精單位等於十公克純酒精。

必要營養素和綜合維生素

高度加工食品及外帶文化的另一個問題是，必要營養素及各種維生素的攝取量偏低。維生素缺乏可能導致慢性疼痛及情感疾患。人體需要平衡而足量的維生素及礦物質，如果天然食物無法提供，則應考慮服用綜合維生素或其他增補劑（詳見以下說明）[25]。

- **維生素 A** 最好的來源是 β-胡蘿蔔素，維生素 A 有助於排除特定有害物質。類胡蘿蔔素也是維生素 A 的另一種來源。

- **維生素 B** 包含八種維生素，其中 B12 與疼痛最為相關，若缺乏維生素 B12 可能使疼痛加劇。維生素 B2 可能有助於減緩偏頭痛，維生素 B6 有助舒緩經前痙攣。

- **維生素 C** 是強大的抗氧化劑，是肌肉及韌帶修復的必要元素。由於人類無法自行生成維生素 C，必須透過外在來源補充。

- **維生素 D**（陽光維生素）是體內約兩百種基因正常運作所需的元素。維生素 D 也有助於增強免疫系統、預防糖尿病、提高肌肉強度。維生素 D 缺乏的現象相當普遍，這可能導致廣泛疼痛。在我的實務經驗中，患者如果診斷出纖維肌痛，即便還沒有低於臨界值，我仍會建議補充維生素 D。

- **維生素 E 和 K** 也是抗氧化劑，具有強大的消炎功效。

- **鈣質**等礦物質搭配維生素 D 能強健骨骼，缺乏鈣質可能導致肌肉疼痛。

- **鎂**是細胞能量工廠（粒線體）的重要元素。人體缺鎂可能導致肌肉疼痛加劇、造成身體虛弱。鎂也有助於減緩腸激躁症、改善睡眠品質、降低疼痛。

- **鉻、碘、鐵**等其他微量礦物質也是補充營養時應該考慮的重要成分。相關實證仍在搜集中，不過如果缺乏這些微量元素也可能使疼痛惡化、妨礙糖尿病管控。
- **鋅**和**硒**也都有抗氧化特性，越來越多醫師建議疼痛患者補充。

→ 增補劑 [26]

葡萄糖胺和軟骨素等各種增補劑越來越常用於輔助疼痛管理（不過目前證據仍不足）。除了上述提及的維生素，omega-3 魚油也有助於減緩多種疼痛症狀。薑黃、薑、S-腺苷甲硫胺酸和蜂斗葉萃取（一種灌木植物，參見第 57 頁）都有消炎特性，越來越常用於偏頭痛及骨關節炎等症狀。

抗氧化劑

除了上述提及的維生素，其他抗氧化劑也具有消炎功效。這些抗氧化劑統稱為「多酚類」，許多食物中都含有這些成分，特別是果皮及蔬菜。

- **左旋麩醯胺酸**（l-glutamine）能促進體內抗氧化劑生成，改善神經性病變疼痛。
- **槲皮素**是一種植物萃取物，具有抗氧化及消炎的效果。
- **輔酶 Q10** 是粒線體運作的必要成分，也是強大的抗氧化劑。
- **乙醯半胱胺酸**和**硫辛酸**也是抗氧化劑，作用於肝臟中，能排除多種有害物質，保護肌肉、神經細胞及肝臟。
- **白藜蘆醇**是植物遭受昆蟲或感染攻擊時，常會生成的一種物質，

紅葡萄皮、桑葚皮、紅酒中都含有這種成分。

- 藍莓皮和櫻桃含有**花青素**，有助於降低疼痛。

整體來說，飲食的目標是透過食用大量新鮮蔬菜來提高礦物質攝取，挑選時，顏色越豐富越好；多攝取葉菜，少攝取紅肉。總而言之，讓飲食如彩虹般繽紛。

富含抗氧化劑的食物 [27]	
香料	丁香、牛至草、薑、肉桂、薑黃、羅勒
莓果／水果	黑莓、蔓越莓、樹莓（覆盆子）、草莓、藍莓、歐洲酸櫻桃、石榴、紅葡萄、李子、奇異果、李子乾
堅果／種子	核桃、胡桃、亞麻仁、葵花籽、開心果
蔬菜	羽衣甘藍、紫色包心菜、菠菜、朝鮮薊、綠花椰菜
其他	黑巧克力、紅酒、綠茶、咖啡

益生菌、益生質和共生源

- **益生菌**就是理論上具有健康效益的活菌，透過口服攝取。益生菌深具調整腸道微生物相的潛力，但我們無法確定該攝取哪些種類，建議攝取量不明，也不知道有多少益生菌能實際到達腸道各部位。不過未來幾年應有眾多研究能提供我們更多資訊。

- 另一方面，**益生質**（prebiotics）可以當作益生菌的輔助或替代物。益生質可能對慢性疼痛患者有益，不過對人體的功效尚未充分獲得證實。有些試驗以胃部疾病患者為研究對象，不過目前還沒有藥物通過核准。

- **共生源**（synbiotics）是由活菌及合成產物（益生菌及益生質）組成的製劑，因此稱作共生源。共生源能提升活菌的存活率並增進整體健康。

未來療法：糞便微生物相移植

顧名思義，糞便微生物相移植指的就是由健康捐贈者提供糞便，經過過濾，再以栓劑形式移植到疼痛患者的腸道內，用以治療特定疼痛症狀。

這種療法主要用於治療困難梭狀芽孢桿菌腹瀉，也曾針對發炎性腸道疾病、肥胖及胰島素抗性進行試驗。有研究記錄纖維肌痛的疼痛患者接受糞便移植後完全康復的案例[28]。

雖然這種療法仍處於初期階段，不過似乎有許多理論皆顯示這項策略很可能具有一定重要性與效益，因此未來可望成為慢性疼痛（特別是腸道疾患的患者）的正規療法。

進食時間

進食時間是過去幾年的研究焦點，某些時段進食可能具有消炎效果，下文將說明原因。一項研究提出非常違反直覺的結論，索爾克研究所（Salk Institute）神經科學家薩欽·潘達（Satchin Panda）表示這是「驚

天動地」的發現：我們進食的時機也許比進食的內容更重要 [29]。

　　腸道時鐘是由人體中央生理時鐘（見第 177 頁）調節，消化液和益菌都會在白天準備就緒。中央生理時鐘也會調節其他酵素的分泌，接收到上一餐已經消化完畢的信號後，就會開始分解有害產物，加以清除。

　　不過研究發現，現代人會在一天十六至十七小時中斷斷續續進食，因此腸道沒有修復腸壁受損細胞的空檔，腸道需要至少十二至十六小時的空腹時間來進行清理。

　　在一項令人大開眼界的實驗中，潘達及其研究團隊將相同的小鼠分為兩組，兩組攝取的食物內容都一樣，都是標準的西方飲食，充滿高熱量加工食品，不過一組在一天當中不定時攝取，另一組進食時間集中在八到十二小時內。

　　實驗十八週之後，觀察小鼠狀況時，研究人員驚訝地發現，長時間不定時進食的小鼠病態肥胖，罹患多種疾病，第二組則維持健康。接著研究人員將不健康肥胖小鼠的進食時間調整為八至十二小時，牠們就逐漸恢復健康。

　　之後研究人員又重複實驗，這次是觀察人類自願參與者的飲食習慣，可想而知，許多受試者一天的進食時間都超過十五個小時。之後研究人員請他們把進食時間縮短到十小時的區間，也就是一天中有十四小時是禁食狀態 [30]。三、四個月後，研究自願參與者回報體重減輕、生理時鐘變規律、心情提升，也更有活力。

　　間歇斷食及限時進食法要求一天禁食十二至十六小時，由於能獲得成效，類似方法越來越流行。

➥間歇斷食

　　間歇斷食是一種模仿禁食的飲食方法，其原則是攝取低熱量高脂食物，以降低小神經膠質細胞活性，保護神經，減緩發炎，進而改善疼痛。提供腸道十二小時的休息時間，神經及免疫系統也能藉此機會清理、修復腸道，進行自我修復的程序。斷食的目的就是給予腸道休息時間，促進自我修復。如果更長時間禁食，一天長達十四至十六小時不進食，就能產生更多酮體，也能減緩發炎，提升專注力。

　　這段禁食時間不僅能減緩腸道與大腦的發炎，也能讓肝臟等器官進行解毒，排除一天當中累積的有害物質。我用這個比喻來向我的患者說明，禁食就像飯店讓下一批房客入住前的打掃時間，飯店通常需要兩至四小時才能把房間清理得一塵不染。身體則需要大約十至十二小時，你讓腸道休息更久（禁食時間更長），身體不僅能清理，還能進行修復，使細胞及組織恢復活力。這不僅具有緩解疼痛的作用，對其他多種醫學病症、整體健康、延年益壽也大有助益。

首要訣竅

依照自己的生活型態，選擇十至十二小時的進食區間來嘗試這種飲食方法。禁食期間還是可以飲用開水、綠茶或黑咖啡。

SUMMARY

- 盡量攝取多種植物，確保微生物組的生物多樣性。以植物為主的原型飲食搭配少量低脂肉類及充足魚類是最理

想的飲食內容。

- 考慮搭配具有抗氧化功效的高纖食物，培養體內好菌；選擇富含 omega-3 的烹調用油，例如亞麻仁油、核桃油或橄欖油。

- 避免長期服用抗生素，這可能影響微生物組的多樣性，導致疼痛加劇。

- 壓力大的時候特別容易受過度加工食品吸引，因為這些食品會作用於酬賞中樞，暫時緩解症狀，因此壓力龐大時要特別注意飲食。

- 多加留意關鍵時期。一生當中有三個時期，我們的腸—微生物相—腦軸線劇烈改變的機率特別高：孕期到出生頭幾年、成年前期（十七至二十五歲）及老年。我們可以善加利用這些時期，透過飲食改善疼痛。

- 盡量減少攝取動物脂肪，尤其是速食餐廳常見的加工肉品。

- 盡量避免大規模生產的加工食品。

- 多吃發酵食物及益生菌。辛奇、康普茶（kombucha）、德式酸菜、克菲爾（kefir）等，以及天然發酵、未經滅菌的食品都是絕佳的益生菌來源。

- 考慮服用增補劑。研究顯示薑和食物中的維生素 D、薑黃素有助減緩肌肉疼痛。對關節炎患者來說，服用益生菌時搭配 omega-3 脂肪酸及薑黃萃取物也有所幫助。

- 與家人、朋友共同用餐。研究顯示，與他人共同用餐可以讓用餐時間更加愉快，增進社交互動及心理健康。

CHAPTER 07

睡眠

一夜好眠⋯⋯是恢復健康與活力最好的靈藥，
能透過所有想像得到的生物途徑發揮作用。
——馬修・沃克（Matthew Walker），
《為什麼要睡覺？》（*Why We Sleep*）作者

尚恩是一位患者權益倡議人，專門為疼痛患者發聲，他在英國康瓦耳（Cornwall）參與多個同儕支持及患者安全團體。他曾於二〇一九年向英國上議院報告自己服用疼痛藥物的人生經歷。三年前的尚恩，服用高劑量類鴉片等各種神經疼痛藥物剛屆二十五年，當時他幾乎過著離群隱居的生活。這一切的肇因是尚恩三十二歲時接受的疝氣修補術，而網膜附近的疤痕組織出現神經損傷。

我最近和尚恩聊到，他回想當初以為這只是常見的疝氣修補日間手術，不幸的是，第一次手術後馬上就出現神經疼痛。醫師猜測是結疤所造成，之後又進行兩次探查手術*，查看能否將神經從疤痕組織中

---

*譯註：以尋找病因為目的的手術。

分離出來。最終醫師決定已經無法再進行其他手術，於是尚恩只能學習與疼痛共處。

尚恩表示：「類鴉片害我整天意識模糊。我不斷吞藥，當時服用的藥物包括杜憂停、諾催泰林、佳巴本汀，後來嗎啡用量來到一天一百六十毫克，還搭配嗎啡液，但都沒有用。最糟的是，我完全無法入睡，毫無生活品質可言。我沒辦法連續睡超過兩個小時，總是會被痛醒。」

尚恩描述自己求診於一個又一個外科醫師，後來被轉介到疼痛診所，嘗試過許多疼痛藥物和強效類鴉片。尚恩原本體態勻稱、健康，以擅長滑水、網球及駕駛帆船自豪，到後來多數日子連踏出家門都辦不到，在家裡也無法幫忙負擔任何家事，尚恩深感挫折，身體機能與生活品質一落千丈。

我們知道，睡眠常受疼痛影響。不過這兩年多來，尚恩已經停掉所有藥物，他運用正念及運動／呼吸技巧，現在每晚能睡上七個小時以上。他仍會感到疼痛，不過尚恩說，他把疼痛「埋在衣櫥深處」。他沒有服用任何助眠及疼痛藥物，他是怎麼辦到的？睡眠和疼痛之間到底有什麼關聯？

你可能想當然耳地認為，疼痛顯然會干擾睡眠，不過研究顯示，恐怕不是疼痛導致失眠，而是失眠造成疼痛。本章將說明一夜好眠何以是達成無痛思維、降低疼痛的重要策略。

首先，我們來做個小型睡眠評估，檢視你有無潛在的睡眠問題[1]：

	是	否
平日你的睡眠時數是否少於七小時或多於九小時？		

週末你的睡眠時數是否少於七小時或多於九小時？		
平日和週末的睡眠時數是否相差超過一個小時？		
你是否醒來時仍覺得精神不濟？		
白天你是否小睡超過三十分鐘？		
你一天的飲水量是否少於一公升？		
你就寢時是否經常感覺壓力大／生氣／沮喪？		
你會在床上看電視或吃東西嗎？		
你會在就寢前三個小時內攝取咖啡因／酒精嗎？		

睡眠與疼痛之間存在重要關聯。一般建議平日和週末的睡眠時數差異不要超過一個小時，每日睡眠長度約在七至九小時之間。你的表現如何呢？

如果有三道（含）以上問題的答案是「是」，那麼對你來說，調整睡眠應會對克服疼痛很有幫助。

睡眠的重要性

近來研究獲得幾項非凡成果，改變了我們對睡眠及其演化意義的看法。過去我們只知道睡眠可以恢復精神，但不太瞭解睡眠過程中發生什麼事。我們有將近三分之一的人生都在睡眠中度過，我們現在知道，睡眠扮演著眾多滋養生命的重要角色。

就和醫學領域一樣，過去十至十五年出現幾篇傑出研究，增進我們對大腦及睡眠的認知，使我們更加明瞭睡眠過程中的身心變化。事

實上，《為什麼要睡覺？》作者馬修‧沃克指出，睡眠是根本基石，飲食、運動及社交聯繫三大支柱都是奠基於睡眠之上[2]。

這幾年來，多項研究證實，睡眠品質及時間長短至關重要，長期縮短睡眠時間（現代燈光充斥的後果）可能折壽。

WHO 等多數機構都建議每晚睡眠至少八個小時，不過已開發國家將近三分之二的成人都沒有達到這個時數。長期每天睡不到六小時會對免疫及神經系統造成負面影響，提高罹患心臟疾病及阿茲海默氏症的風險。

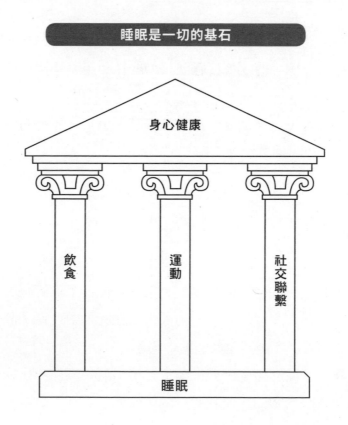

睡眠是一切的基石

身心健康

飲食　運動　社交聯繫

睡眠

沃克主張，八小時的一夜好眠具有以下功效：

- 增進學習能力與記憶力。
- 為情緒迴路及網路充電。
- 作夢能幫助我們理解過去經驗與當下的認知，增進創意。
- 為免疫系統充電。
- 修復新陳代謝及胰島素等荷爾蒙濃度。
- 降低血壓及壓力。
- 微調微生物組的健康狀態。

睡眠與膠淋巴系統（glymphatic system）

一般建議睡眠七至九小時，其一重要原因是為了我們大腦中的淋巴系統。我們都知道，身體的淋巴系統負責移除體內各種組織中累積的廢物。這些淋巴系統的連結點稱為淋巴結，遍布於身體各處。

不過我們過去一直不解大腦如何移除廢物，現在才知道大腦也有自己的淋巴系統，由神經膠質細胞組成（沒錯，就是前一章提到的清掃細胞），稱為膠淋巴系統，負責清除一天當中代謝生成的廢物。

神經膠質細胞存在於大腦神經元週遭。睡眠時，神經膠質細胞的體積最多可以縮小六成，以便有效清理該區的廢物。想像以下情境，在一場喧鬧的足球賽後，清潔人員必須清理體育場，可想而知，這是一份辛苦的工作。不過假如觀眾席座位可以縮小百分之六十，將體育場清掃完成將會輕鬆得多，還能節省時間。這就是膠淋巴系統的功用，而清理過程需要時間，三、四個小時並不夠，他們需要七至九小時。

睡眠週期

典型、不受干擾的八小時睡眠中，會經歷不同的睡眠週期。

睡眠週期大致可以分為兩類：其一是可以觀察到快速眼球移動的快速動眼期（簡稱 REM），另一則是非快速動眼期（簡稱 NREM）。NREM 又可以進一步劃分為四個階段，第四階段是最深沉的睡眠。

在每晚八小時的睡眠中，睡眠週期通常會循環五次，每個週期持續約九十分鐘。在一個週期中，REM 與 NREM 的時間比例通常是二比八，不過在睡眠前半段，NREM 的時間較長，因此如果你較晚入睡，NREM 就容易被犧牲掉。本章稍後將進一步說明缺乏 NREM 睡眠的影響。

在八小時的睡眠時間中，REM 只占了五分之一（不到兩小時），夢境也通常是在此期間出現。研究人員認為，作夢不只是自然而然發生的事件，而是大腦活動的一個重要面向，目的是維持平衡與良好機能。

疼痛如何干擾 REM 及 NREM

我們需要 NREM 來清理或移除一天當中所形成的多餘神經連結，而 REM 則負責強化其他重要連結。

以慢性疼痛來說，瞭解睡眠週期相當重要。慢性疼痛患者的睡眠時間及品質都會降低，而首先流失的通常是 NREM 的部分。由於 NREM 負責移除多餘的神經連結及突觸，因此假如睡眠品質不佳，縮短 NREM，那麼多餘的連結與發炎就有機會繼續蔓延。NREM 睡眠的深層階段正是大腦及身體的細胞進行修復與更新的必要時期，但疼痛患者的睡眠難以進入第三或第四階段。研究發現，纖維肌痛及廣泛疼痛患者尤其欠缺慢波睡眠，也就是第三、四階段的深層睡眠 [3]。

典型睡眠結構

每夜睡眠週期數量

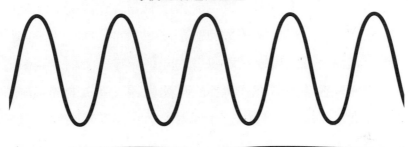

七至九小時

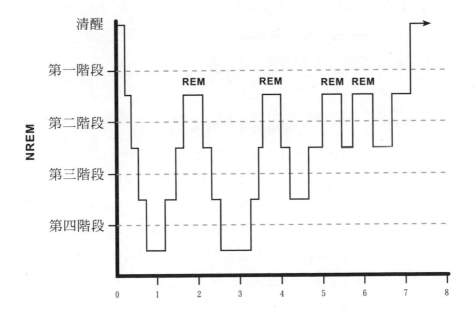

慢性疼痛患者缺乏能有效恢復精力的睡眠，這是導致健忘、腦筋渾沌等常見記憶問題以及疲勞、疼痛的原因之一。

一項研究檢視奧地利一百二十一位慢性疼痛患者的睡眠品質。研究人員統計發現，超過六成的研究參與者表示睡眠斷斷續續，將近三成表示睡眠不足五個小時，近四成表示有延遲性入睡的現象，也就是必須躺在床上接近三十分鐘才能睡著 [4]。

研究人員發現，慢性疼痛患者的睡眠品質會大幅受到影響。心理因素及患者經歷疼痛的方式也都對疼痛與睡眠品質間的關聯造成重要影響。研究結果顯示，管控心理因素能對疼痛與睡眠的關聯產生重大影響。

研究人員綜觀十八項研究，檢視疼痛與睡眠之間相互影響的關係後得出結論，指出睡眠問題通常早於疼痛出現，而且可能提高慢性疼痛的風險 [5]。值得一提的是，研究指出，只要提升睡眠品質、延長睡眠時間，疼痛症狀就可望獲得改善。

睡眠剝奪與疼痛

關於睡眠剝奪，目前研究證據越來越明確：剝奪睡眠會提高當事人的疼痛敏感度。研究人員於二〇一五年進行一項強制喚醒研究，一組參與者會在一夜八小時之間被隨機喚醒（並要求保持清醒一段時間，實際睡眠時間兩百八十分鐘，清醒兩百分鐘），另一組的總睡眠時數較短（不到八小時），不過可以連續睡眠兩百八十分鐘。與睡眠時數較短的組別相比，隨機被喚醒者的疼痛感更為劇烈，顯示睡眠週期遭到中斷的負面影響更大 [6]。

疼痛與睡眠的關係

超過六成的疼痛患者表示自己睡眠品質不佳，關節炎患者睡眠品質低落的比例更高，另一方面，五成的失眠者有慢性疼痛症狀[7]。睡眠障礙的癥狀包括睡眠間斷、睡眠效率下降、慢波睡眠縮短[8]。

睡眠不佳的原因眾多，包括：

- 難以入睡
- 睡眠中斷
- 提早醒來
- 醒後精神不濟

疼痛可能是以上問題的根源，也可能使情況惡化。且睡眠與疼痛會交互影響，睡眠不佳也可能導致疼痛，有時在疼痛問題出現前，睡眠障礙就已經持續了好幾年。

睡眠模式紊亂的現象相當普遍。有時患者是在睡眠模式紊亂出現幾個月、甚至數年之後才診斷出纖維肌痛等慢性疼痛[9]。醒後精神不濟當然是睡眠紊亂的重要跡象之一，而且會導致疼痛惡化。一項研究調查近一萬五千名挪威女性，結論指出睡眠障礙可以當作十年之後是否出現廣泛疼痛及纖維肌痛的預測指標[10]。整體來說，研究結論似乎顯示，與其說疼痛導致睡眠障礙，更符合事實的說法，是睡眠紊亂造成疼痛。總而言之，睡眠品質不佳會使疼痛體驗惡化，這點無庸置疑。

大規模人口研究觀察出一項重要趨勢，若個人有睡眠障礙問題，我們可以預見未來可能有慢性疼痛的新病舊疾發作，但慢性疼痛不一定會導致睡眠問題。我們很有把握認為睡眠問題可以預測疼痛，也就

是說，假如能矯正睡眠、提升睡眠品質，那麼疼痛問題也能獲得改善，甚至完全避免。

疼痛失眠問題對免疫系統的影響

神經系統與免疫系統、疼痛系統密切相關，因此睡眠障礙也會連帶影響其他多個系統，造成交感神經系統過度活躍（也就是判斷戰或逃並分泌壓力皮質醇的系統）[11]。

雖然交感神經系統是所有人都具備的重要機制，目的是確保個體生存，可在危急時刻分泌腎上腺素和皮質醇協助我們度過危機，不過如果交感神經系統長期處於活躍狀態，對身體有害無益。

第五章提過，高壓會使大腦發炎，不只影響大腦，還會波及身體，降低整體免疫力。這也就意味著：當你施打流感疫苗或新冠肺炎疫苗之後，如果我們有一夜好眠，疫苗就能在體內產生更多抗體。但如果睡眠遭到剝奪，免疫系統就無法召集足夠的防禦，我們會因此持續暴露於感染流感或病毒的風險中。

高血壓及心臟病發作的風險也會因為睡眠剝奪而提高。交感神經系統過度活躍會導致體內長期瀰漫腎上腺素及皮質醇。但如果能睡上七至九小時，這些變化就能回復，中斷交感神經系統的負面循環，提高生長激素、降低皮質醇分泌。除了造成疼痛，睡眠縮短也會降低身體對胰島素的敏感度，提高罹患第二型糖尿病及代謝症候群的風險（見第 145 頁）。

好消息是，改善睡眠就能恢復以上所有變化。一夜好眠能提高控制衝動的能力、降低皮質醇分泌、安撫交感神經系統、提高生長激素分泌、提升細胞對胰島素的敏感度。

以上現象之所以和疼痛相關，是因為糖尿病、肥胖及心臟病發作等疾病都是額外的焦慮來源，本身就是導致慢性疼痛的潛在因素。

中央生理時鐘

睡眠醫學的一項重要發現是，除了每個器官有各自的時鐘外，大腦還有一個中央生理時鐘，負責調節所有器官的時鐘。我們知道睡眠障礙會使個人暴露於慢性疼痛的風險中，但也要知道，只要扭轉這些因素、提升睡眠品質，就能降低慢性疼痛的風險。

中央生理時鐘位於大腦的前下視丘，這個部位稱作「視交叉上核」，擁有約兩萬個神經元。第五章提到的另一個結構——丘腦，作用類似一道隔音門，因為我們睡覺時，來自內外環境的感官感覺仍然持續轟炸我們，而丘腦就是負責阻擋這些訊號。視交叉上核也是重要的疼痛信號調節中樞，負責調節松果腺，而這個部位會分泌睡眠荷爾蒙褪黑激素[12]。

早晨，當眼睛視網膜接收到光線，就會啟動視網膜中的特殊細胞，分泌視黑素（melanopsin）這種化學物質。前下視丘接收到視黑素的信號後，會示意中央生理時鐘展開一天。入夜後，褪黑激素分泌逐漸增加，雙眼接收到黑暗信號並通知中央生理時鐘，生理時鐘又會進一步示意松果腺分泌更多褪黑激素。

我們順利入睡、一夜好眠、自然清醒的能力受兩個因素影響：晝夜節律和睡眠壓力。腺苷酸逐漸累積就會帶來睡眠壓力。大腦內的腺苷酸會在一天當中逐漸累積，達到臨界點就會啟動倦睏的反應。到了某個時間點，腺苷酸濃度升高到一定程度，就會引發難以抵擋

的倦睏感。

入睡之後，膠淋巴系統就會開始清除腺苷酸。但如果睡眠時間不足，我們醒來後仍有殘留的腺苷酸，那就會感覺暈眩、疲倦。

有些人確實可以只靠短暫睡眠維持正常機能，據目前所知，這群人可能擁有 BHLHE41 或 DEC2 基因的遺傳變異 [13]。不過我們多數人大部分日子還是需要七到九小時的睡眠時間。

咖啡因的影響

咖啡因和腺苷酸作用於同樣的受器，因此咖啡因可以包覆這些受器，防止腺苷酸與其結合。咖啡因能防止天然腺苷酸所帶來的倦睏感，誘使自己保持清醒。體內咖啡因濃度會在攝取的三十分鐘後達到高峰並遺留五至七小時。之後當咖啡因消退時，由於已經累積大量腺苷酸，於是睡意會比平常更為強烈。長期來說，這對健康沒有助益，因為這不是以自然的方式入睡。

科技與中央生理時鐘

如果我們暴露於大量藍光之中（也就是智慧型手機、筆記型電腦或電視所散發的光線），眼睛視網膜接收到這種光線，中央生理時鐘就會以為仍然是白天。這會影響人體的晝夜節律，長時間下來會對身體多種系統造成重大影響，負責累積睡意的褪黑激素也會受藍光干擾。

多數智慧型手機都有阻擋藍光的設定選項，市面上也有濾藍光眼鏡可供選購。

老化、疼痛與睡眠

老年階段常會出現睡眠障礙。到了四十歲左右，NREM 的深層睡眠階段開始縮短。年紀稍長的成年人中，NREM 的深層睡眠階段減少將近七成。

年長者還是需要睡眠，他們只是較難以獲得所需的睡眠。隨著年紀增加，最先受影響的大腦部位通常是負責控管睡眠的前區。而慢性疼痛會加速這些變化，進一步影響睡眠。

睡眠問題篩檢

疼痛診所和呼吸及睡眠專科診所會使用幾項工具來檢視患者有無睡眠問題。《匹茲堡睡眠品質量表》（The Pittsburgh Sleep Quality Index）是通過核准的研究及自我評分工具，可以檢視疼痛干擾生活的程度。其他工具包括《滿意度、機警度、時機、效率與持續時間》（Alertness, Timing, Efficiency and Duration）問卷以及《愛普沃斯嗜睡量表》（Epworth Sleepiness Scale）。NHS 也提供自評工具（見第 277 頁）。

多頻道睡眠記錄（polysomnography）技術可以完整記錄睡眠過程中的所有變化，通常會於夜間在特別實驗室中進行。這種檢查會監測睡眠時的眼球移動、肌肉活動、打鼾、心電圖和腦電圖等多種身體機能，能讓我們瞭解睡眠過程中的整體身體機能，也有助於辨識特定睡眠障礙。不過英國很少為有睡眠障礙的疼痛患者進行多頻道睡眠記錄（睡眠研究）。

如果你有下列任一現象，可以考慮接受睡眠研究：

- 睡眠經常中斷
- 白天經常昏昏欲睡
- 睡眠時會有不尋常的動作
- 伴侶表示鼾聲偏大
- 難以入睡或難以維持長時間睡眠

睡眠研究通常是由呼吸科進行，不過你需要先諮詢一般科或專科醫師。

監測睡眠

英國睡眠委員會為一般大眾提供服務，呼籲民眾重視一夜好眠對身心健康的重要性。該委員會提供為期三十天的完善睡眠計畫與睡眠衛生訣竅，值得一試（見第 281 頁）。

自我監測

有眾多手機應用程式（見第 280、281 頁）能追蹤睡眠，雖然可能不適合所有人使用。以目前來說，這些睡眠追蹤工具的準確度尚不及睡眠研究，因此無法當作睡眠問題的診斷。這些追蹤工具無法讀測實際的腦波，因此只能使用身體動作、超音波、聲音偵測或心律等替代指標，經演算法比較後作出結論。如果你會斤斤計較、過於在意數字的變化，就不適合使用這些睡眠追蹤工具。

活動記錄器是一種經認可的電子儀器，市面上容易買到腕錶形式的活動記錄器，可以用於監測睡眠及晝夜節律。活動記錄器可以搜集

實用資訊，對於診斷治療有所幫助。

心理生理喚起（psychophysiological arousal）

焦慮時，交感神經系統會變得活躍，提高腎上腺素分泌、降低皮膚整體的血流量，而所謂「心理生理喚起」只是這種現象比較花俏的說法。由於流經皮膚的血流量低，這代表測量體表溫度時，讀數會較低。核心體溫稍低才容易入睡。反過來說，如果是體表溫度偏低，就代表身體熱能尚未散逸，核心體溫仍高，於是就要花更長時間才能入睡，疼痛程度也較高。

睡眠治療

疼痛管理如果想要為患者帶來希望，改善睡眠品質是其中極為重要的一部分。遺憾的是，如果疼痛持續不已，在睡眠不足的情況下，更談何睡眠效益？因此我們必須在獲得診斷之初就正視睡眠問題，採用結合生活型態調整與藥物以外療法的支持策略，當然若情況合適也可以搭配特定藥物。

問題核心通常是神經發炎引起的神經系統過敏，這種現象的原因眾多（見第六章）。因此，如果想要解決睡眠問題，就必須先安撫神經系統，使其能妥善回應身體的指令。

藥物

你可以服用或嘗試幾種藥物來幫助睡眠 [14]，不過英國並不建議長期服用這些藥物，因為它們干擾或中斷睡眠模式的副作用更大。不過

如果你正經歷壓力特別大的時期，可以和一般科／疼痛專科醫師討論這些選項。常用藥物包括：

➥ 安米替林

這種藥物具有夜晚鎮靜的效果，因此短期內可以改善睡眠。用藥須謹記的是，多數藥物（包括安米替林等抗憂鬱劑）都可能加劇其他情緒困擾，使生活品質惡化。因此長期來說，抗憂鬱藥物實際上可能打斷腦電圖中的睡眠腦波模式，增加夜醒次數。

➥ 唑匹可隆／唑匹淀

這些藥物適用於急性失眠的情況，不過可能產生依賴性，因此一般科醫師通常只會開立短期處方。研究顯示，這些藥物引致的睡眠所出現的腦波不同於一般能夠恢復精力的睡眠，不符合人體所需。這些藥物也有不少副作用，例如暈眩、腦筋渾沌、記憶問題，有時也有失憶風險。由於這類藥物會減緩反應速度，因此最嚴重、危險的副作用是對專注力與駕駛能力的影響。

這些藥物會提高「反彈性失眠」的風險，也就是說，五天療程結束之後，患者一旦停藥，睡眠剝奪的現象可能變得更加嚴重，進而演變為惡性循環。

已有許多研究比較這些藥物與安慰劑的效果，結果顯示藥物的效力其實只稍高於安慰劑 [15]。藥物和安慰劑都能縮短患者入睡的時間，患者服用藥物後對睡眠模式的主觀評估稍有改善，不過傷害的風險比藥物以外的療法高出不少。

用藥首要訣竅

- 嘗試服用以上任何藥物以前，務必與顧問醫師及一般科醫師討論。**事實上，目前市面上沒有任何既安全、又能有效引致自然睡眠的藥物。**

- 二氮平、安米替林等年代較早的藥物，其作用是鎮靜，而非促進自然睡眠。因此就這方面來說，它們的效果其實類似於酒精。

- 唑匹淀和唑匹可隆可能產生藥物依賴，而且只在短時間內有效，因此醫師最多只會開立三至五天的處方。服用時間越長，就越可能打斷重要的自然睡眠模式。

- 試圖透過藥物改善睡眠品質充其量只是短期策略，效果不比安慰劑好多少 [16]。

- 藥物引致的睡眠會削弱神經迴路，干擾學習能力，很可能有記憶喪失的風險。

- 目前有相當具說服力的證據指出，服用處方睡眠藥物者，罹患癌症及提早死亡的機率較高。**服用安眠藥的患者在 2.5 年內死亡的機率約是未服用者的 4.6 倍** [17]。可能原因包括藥物影響免疫系統、提高感染機率，或是副作用所導致的意外。

⮞ 褪黑激素

褪黑激素由松果腺分泌，其分泌受到嚴密調控。大腦中央生理時鐘發出號令後，褪黑激素才會啟動。隨著夜色加深，褪黑激素會持續增加，於睡眠中段達到高峰並逐漸減退，直到破曉。褪黑激素有鎮靜效果，彷彿是入睡準備的起跑槍響，接著會降低核心體溫，打造適合入睡的環境。不過褪黑激素只能提醒身體就寢，對於維持睡眠沒有幫

助，醫師不常開立褪黑激素處方正是因為這個原因。

雖然褪黑激素副作用很少，價格也不高，但藥效證據不足，因此尚未獲得 NHS 採用。如果你想要嘗試服用褪黑激素，可以在睡前四十五分鐘服用一至五毫克的劑量。褪黑激素會隨年齡增加逐漸降低，因此年長族群服用的效果較明顯。

身心療法

由於睡眠障礙通常與疼痛、疲憊等症狀群集一同出現，我們應該思考可以對付多種群集，而非單一症狀的廣泛策略。由於身心介入措施具有這個優點，還能提供患者其他方面的知識與技巧，通常也相對便宜，可以搭配其他藥物，大幅降低副作用，因此近來相當受到歡迎。

研究人員檢視大量研究，評估哪些身心介入措施對睡眠剝奪的症狀群集有所幫助[18]。他們比較冥想、音樂與虛擬實境對於改善疼痛疲憊與睡眠障礙的效果，研究發現，CBT（認知行為治療）和催眠訓練能夠改善所有個別症狀，而放鬆能改善疼痛及睡眠障礙；音樂療法能改善疼痛及疲憊；冥想為主的介入措施則可以改善疲憊與睡眠障礙。就和疼痛管理一樣，研究顯示 CBT 等行為治療的效果和藥物不相上下，在某些案例中甚至勝過藥物。

➥ 失眠認知行為治療

肯定這項行為療法的證據相當充沛，因此美國醫師協會（American College of Physicians）等主流機構建議以失眠認知行為治療取代藥物，作為所有失眠患者的第一線治療方式，這是一個指標性的改變[19]。

失眠認知行為治療的進行方式不限團體、個人、線上或實體。治

療計畫包含放鬆技巧或訓練（輔以生理回饋技術）、應對技巧訓練、提高活動量、協助設定目標。較新式的療法也會納入身體動作策略、接納與承諾療法（acceptance and commitment therapy，簡稱 ACT）及正念。治療師會根據患者個人情況，傳授量身打造的行為技巧。最終目標是打破或改變不良的睡眠習慣，排除可能抑制睡眠的因素、焦慮及情緒波動。

➥ 正念冥想

這是最有用的身心療法之一，研究顯示可改善睡眠相關問題。西班牙睡眠科學家最新一項研究顯示，正念冥想可以改善纖維肌痛患者的睡眠品質，而且三個月後的追蹤訪查發現，正念的效益可以長期維持[20]。

➥ 泡澡與相關儀式

多項研究檢視浴療法（balneotherapy）治療纖維肌痛等病症的療效[21]。浴療法，意指透過泡澡來治療疾病，似有降低僵硬與疼痛感的功效。有這樣的效果並不令人意外，因為熱水有助於降低肌肉緊繃，能促進放鬆並減緩整體疼痛。

➥ 電神經調節（electrical neuromodulation）

電磁與聽覺刺激法可用於促進深層睡眠品質，不過這些技術仍處於研發早期階段。

睡眠衛生

先前提過，不良的睡眠模式通常早於疼痛發生。美國睡眠基金會
（American Sleep Foundation）整理了一份文件，詳實列出良好睡眠衛生
的注意事項（參見第 278 頁資源）[22]。其中建議不僅有益整體健康，也
能降低睡眠品質低落對疼痛的影響，如果因疼痛而難以入睡，或是睡
眠受到疼痛干擾、中斷，這些訣竅也會有所幫助。其中部分重點訣竅
包括：

作息

我們應維持穩定一致的睡眠時程，經由一再訓練有效讓大腦知道
何時該睡覺，週末也不例外。把目標設定為一天睡眠七至九個小時。
也建議在晚上就寢前規劃至少兩小時的放鬆時間，你可以考慮培養一
套固定的睡前習慣，例如沖／泡熱水澡、讀本書、聽睡前音樂或做和
緩的伸展動作。一開始，如果還不想睡，不要一直躺在床上，這樣能
讓身體累積更多腺苷酸，提高睡眠壓力，這樣一來，入睡過程會更為
自然，睡眠時間也更長。如果睡不著，請起身到別的房間，等真的開
始想睡時再回到床上。

避免長時間小睡

在偏晚的時候長時間小睡可能會妨礙夜晚順利入眠。不過如果你
覺得喘不過氣，躺下來放鬆個十分鐘是沒問題的，二十至三十分鐘的
短暫小睡也有助於提振心情、機警度與表現。

運動

運動是一個值得考慮的重要面向。我知道運動對疼痛患者來說難度可能很高，不過許多研究證實，每天運動可以有效提升睡眠品質（詳見第八章）。以每天至少活動三十分鐘為目標。睡前三小時就不要再進行身體活動，睡前避免費力的運動（性行為除外）。

飲食與營養

維生素 D 等膳食增補劑對於改善整體疼痛與睡眠模式相當有幫助。在預計就寢時間前六至八小時內避免攝取咖啡或咖啡因，確保白天攝取充足水分（見第 158 頁）。睡前避免食用高鹽、油膩、辛辣或油炸的食物，也不要飲用過多液體，睡前三小時內避免攝取酒精。晚餐後盡量避免零食。

安靜的環境

製造安靜的環境，臥室盡可能保持黑暗並維持涼爽的溫度（攝氏十八至二十度）*，不要在臥室進行睡覺或性行為以外的活動。睡前盡量避免可能令心情沮喪的談話或活動。

輔助療法

考慮採用輕柔按摩、深呼吸或放鬆技巧等輔助療法，這些方式都能舒緩大腦，協助平和入睡。這些方法都能幫助大腦放鬆。

---

* 編註：在臺灣，建議的舒適睡眠溫度為攝氏二十六至二十八度。

重置晝夜節律

確保接觸充足的自然光，這有助於維持健康的睡眠／清醒週期。我的患者告訴我，早晨醒來後曬太陽十分鐘，或是醒後使用燈盒＊一小時都有助於建立晝夜節律。白天短程散步或輕量運動也有助於穩定晝夜節律。夜間使用亮度較低的暖黃光（色溫兩千五百 K）並關閉不必要的燈光。

數位排毒

我也建議睡前至少九十分鐘關閉所有行動裝置，不要在臥房放置電子裝置或電視。我也會請患者阻擋藍光並啟用行動裝置的藍光過濾功能，市面上也有抗藍光眼鏡。考慮安裝室內的晝夜節律燈，這種燈具採用可以調整亮度的 LED 燈，能反映一天中的光線強弱，白天亮度較高，午後至晚上則轉為較溫暖的色調。

藥物

有時藥物唑匹可隆或二氮平等肌肉鬆弛劑有其必要性，不過長期來說，藥物對睡眠模式的負面影響更大，因此不建議使用（見第 183 頁）。

我們現在已經瞭解到，睡眠是影響力強大的重要因素，可能使疼痛惡化，而透過各種技巧將睡眠調整到最佳狀態也能改善疼痛，減少用藥需求，就和本章開頭提到的尚恩一樣。就如先前提到的，身體活動是促進睡眠的重要策略，這也是下一章的主題。

＊譯註：light box，模擬自然戶外光源的治療用燈具。

設定睡眠目標

你已做過第 168 頁的睡眠評估，也已讀完本章，請寫下為了改善自然睡眠，你可以做到的兩件小事。不論是運動、飲食或身心技巧方面的方法都可以。

這裡的目的是要求自己從事一項活動，即便只有兩分鐘也行。如果你能輕易完成這件小事，那神經系統就能開始建立新網路並學習，踏出無痛思維的第一步。

_____

_____

_____

SUMMARY

- 失眠或睡眠不足都可能以各種方式對身體造成傷害。
- 疼痛與睡眠具有雙向關係，會互相影響。
- 改善睡眠能減緩慢性疼痛。
- 睡眠可以透過藥物及非藥物的方式改善。
- 多數助眠及疼痛藥物都會擾亂睡眠週期的腦波模式，不適合長期服用。
- 身心介入措施具有管理疼痛的極高潛力。

CHAPTER 08

運動與動作

運動帶來喜悅、認同、歸屬與希望。
運動讓我們來到對自己有益的地方。
——凱莉‧麥高尼格（Kelly McGonigal），
史丹佛大學心理學講師暨作家

　　疼痛管理對於運動及動作的態度在過去十年有了急遽的轉變。

　　第 44 頁初次提到的露易絲深受骨關節炎和纖維肌痛等多重疼痛問題困擾。到了二〇一七年，她身體疼痛不已，因此「一天步行無法超過四十步」。她服用多種藥物，包括高劑量的神經疼痛藥物和嗎啡。她的體重增加不少，這又進一步降低她的行動能力。

　　情況繼續惡化，至二〇一五年，她心理狀態低落、極度焦慮、不熱衷社交互動，在團體環境或前往醫院看診時也相當不自在，她說：「我就醫時已經過重，雖然我試著減重，但仍重達一百六十公斤。我沒有吃很多，因為我睡不好而且活動量不大，還服用很多藥物。」

　　在露易絲兩次緊急入院，因類鴉片引致的便秘及腹部疼痛而接受全身麻醉後，醫師建議她停藥。為了提升活力，醫師請她「在病房中

散步，啟動腦內啡分泌」。

露易絲向我說：「這項建議說到我心坎裡了。我戴上耳機，在病房裡走來走去，日日夜夜持續。這樣的運動真的有效，也很有幫助。回家之後，如果情況開始惡化，我就會在客廳跳起舞來，這也和散步有同樣的效果。」

在伴侶的支持下，露易絲開始健行，最初從短程的平地開始，而且途中規劃多次休息。露易絲的診斷沒變，不過透過結合身體動作及步行，以正念幫助睡眠，再加上其他治療選項，她已經停掉所有疼痛藥物，過去三年過著無藥的生活。現在她行走不需要輔助，關節炎也大有起色，減掉五十幾公斤，多數日子一天可以健行五至八公里。

新舊觀念

長期以來，慢性疼痛患者得到的標準建議是多休息、避免活動，防止疼痛發作，不過現在眾多國內及國際規範都提倡在慢性疼痛治療計畫中納入身體活動與運動。動作及運動結合其他無痛思維策略，可為慢性疼痛帶來驚奇療效，大幅提升生活品質及身心健康

實驗顯示，如果限制患者的日常活動及運動，他們的焦慮、疲倦、憂鬱及疼痛程度都會上升。請患者減少每日步數時，有百分之八十八感到更加憂鬱；某項研究請參與者暫停運動一週，其生活滿意度降低百分之三十一[1]。

然而，雖然身體動作與運動具有明顯效益，英國針對骨關節炎等症狀的建議現在也已經改為大力提倡運動，不過我的疼痛診所中仍有患者告訴我，不久前才有其他醫療照護專業人士建議他們避免任何形

式的身體活動，以免疼痛發作。

醫療照護專業人士傾向執著於生物醫學的思維模式，著重結構與治癒，也就是說，是否開立運動處方，要視身體結構痊癒與否來決定。好消息是，醫界已經開始接納關於動作與運動的革命性新觀點。如果從演化的角度來看，各位就會瞭解身體動作何以能大幅改善疼痛。

我知道各位疼痛的部位、原因都不一樣，你之前與各個臨床醫師的互動過程中也一定曾經聽聞醫師討論到核心及其他特定肌群的相關運動。本書沒辦法針對各個肌群推薦一套共同運動。事實上，世界知名的考科藍協作組織（Cochrane Collaboration）其研究人員檢視了三百八十一份研究，共涉及將近三萬七千名罹患各種疼痛病症的研究參與者，研究人員指出，雖然身體活動及運動不會造成傷害，但因為種類繁多，他們無法斷定某一種運動絕對適合所有人 [2]。

我也不認為運動只能重複固定一組動作或是一定要到健身房中接受教練指導。我知道許多患者剛開始運動時，專業人士的支持與監督會讓他們較為放心。不過我也知道許多患者非常擔心運動可能產生疼痛，如果他們第一次上健身房的過程並不順利，很可能就不敢再進行任何身體活動。

因此我會建議，只要你瞭解傷害覺不同於疼痛（見第 23 頁），你就會有活動身體的信心，不用擔心會使自己受傷。參與健身房的健身課程或重複特定動作不一定是處理疼痛最有效的方法。你應該採取的策略是，透過身體動作和運動，逐漸提高自己日常生活中的活動量，朝自己想要從事的活動邁進，這些較進階的活動可能需要有人指導或示範分解動作，讓你有信心放心運動。

> **運動與身體活動**
>
> 嚴格來說,身體活動指的是任何身體骨骼肌的動作,而運動是身體活動的一種,包含一套預先設定的動作並有一個最終目標。不過本章我會互換使用這兩個詞,所指意義並無差別。

運動對於持續性疼痛的重要性

缺乏身體活動是健康狀況不佳的第四大成因,每年全世界有超過五百萬人因此死亡[3]。缺乏身體活動會衝擊個人生活的各個面向及各種結果,也會影響他們身處的社群。其實,全世界有三分之一人口缺乏身體活動,WHO 已將這個現象認定為全球健康問題[4]。

有一說法是,每六人死亡就有一人是因為缺乏身體活動造成,危害和吸菸一樣嚴重。如果所有人都達到每日建議的身體活動量,將可預防四成的長期病症。「活動醫學」(Moving Medicine)網站由多個舉足輕重的機構共同經營,該網站提到,二成七的人口屬於活動量低落的範疇,也就是這些人每週中度身體活動的時間不到三十分鐘。高達三成三的兒童沒有達到該年齡的建議活動量[5]。

如本章開頭所提到的,對多數人來說,擴大伸展範圍、進行重量及有氧運動不僅相當安全,更是緩解疼痛的必要條件。

運動具有以下功效:

- 調節睡眠
- 緩和發炎

- 提振心情及心理健康
- 對抗疲倦、提升活力、降低疼痛感

運動對人體的益處廣泛而深遠，包括以下面向：

鍛鍊肌肉，減緩疼痛

運動鍛鍊肌肉的功效具有雙重優點：

1. 運動能提升肌肉量、增加粒線體（能量發電廠）。
2. 運動時，肌肉會釋放多種可以減緩疼痛的化學物質。

肌肉是葡萄糖最主要的消耗者，可以定期移除體內的葡萄糖，因此肌肉量越多，就越能降低患者因葡萄糖過高而導致發炎的風險。如果缺乏身體活動，粒線體的機能也會降低。我們體內所有細胞都含有粒線體，尤其集中於肌肉中，且會隨著身體活動增加。而缺乏活動則會導致粒線體機能不佳，可能造成疲憊與肌肉疼痛。

➡ 肌肉激素

透過定期的身體活動鍛鍊肌肉最大的效益就是，身體更能控制肌肉所釋放的信號分子。這些小型蛋白質分子（肽）稱作肌肉激素（Myokines），二〇〇〇年由丹麥哥本哈根的運動生理學家班特·佩德森（Bente Pedersen）所發現[6]。身體活動時會釋放這些分子，它們不僅會調節肌肉，也有助於促進生長、營養吸收、減緩發炎，也對免疫系統有所助益，因此具有降低疼痛的潛在效果[7]。

你的身材是「蘋果型」還是「梨型」？

以下提供快速判別自己是「蘋果型」還是「梨型」的方法。

請測量自己的腰圍（於肚臍上方 2.5 公分處以捲尺繞一圈測量）和臀圍（測量臀部最寬的部分，有些人是屁股部分最寬，有些人是大腿根部）。

腰圍與臀圍的比值就是判斷「蘋果型」或「梨型」的依據。

以女性來說，比值 ≦ 0.8 屬於「梨型」，代表腹部脂肪量相對少；如果數值 >0.8，那就是「蘋果型」；以男性來說，比值 ≦ 0.9 屬於「梨型」；如果數值 >0.9，那就是「蘋果型」。

學界認為肌肉激素能夠控制脂肪細胞所生成的炎性化學物質，尤其是聚集於腸道之內及周圍的脂肪。脂肪細胞集中於腹部者就是俗稱的「泡芙人／偷肥人」（TOFI，外瘦內肥），這是肥胖的型態之一。你也許自認外觀還算瘦，因此不需要身體活動，不過如果你的腹部脂肪（也就是存在於內臟之中及周圍的脂肪）偏多，身材呈現所謂的「蘋果型」（見本頁方框），那麼身體活動低落加上脂肪細胞釋放的炎性化學物質，會提高慢性疼痛纏身的機率，罹患第二型糖尿病等代謝症狀的風險也更高。

運動延緩老化

隨著人口老化，關節炎與肌肉量流失（肌肉減少症）都可能造成慢性疼痛。老化也會啟動所謂「老化發炎」（inflammaging）的程序，

導致壓力反應，使疼痛進一步惡化[8]。

隨著年齡增長，維持健康的生活型態可能越來越困難，不過這是使健康保持在最佳狀態、提振心情的先決要件。多項研究顯示，運動能影響老化過程，甚至減緩老化[9]。頻繁運動的年長者平衡感、身體柔軟度與行動力都更好，對於血壓及／或心律的控制能力也較佳。

身體活動肯定能減少嚴重健康症狀的發病率，良好的運動計畫可使壽命延長多達五年。老化不必然等於虛弱，運動不僅有助於延長壽命，更能使我們活得更健康[10]。但如果不活動，慢性疼痛的所有問題都可能惡化，然而簡單的身體活動就能改變這一點。

運動能提升大腦體積／機能

神經科學家研究大腦以及運動對大腦的影響，因此我們對運動的認知有了幾項重大進展。

神經科學家溫蒂・鈴木（Wendy Suzuki）的 TED Talk 演講觀看次數累積超過五百萬次，她主張運動具有顛覆性的正面力量，促使她轉換研究領域，潛心鑽研運動對大腦的影響[11]。

她說：「即便只是一次簡短的運動，就能立即增加多巴胺和其他情緒相關化學物質的分泌」，此外，運動顯然也能使我們更專注並縮短反應時間。如果能改變自己的運動／動作類型，加入一些有氧運動，就能延長這些正面變化的效果。可想而知這對情緒和疼痛有多大的正面影響！

運動能提升血流量，增加大腦某些部位的體積，包括前額葉皮質（負責理性決策）及海馬迴（負責儲存記憶）。運動提升大腦能力、促進多巴胺分泌，日常機能所獲得的效益能在短期內顯現出來，更能

提振心情、有助個人做出更縝密的決策。

這些變化都有助於緩和慢性疼痛，只要能提升心律，就算是難度很低的開放式有氧活動，每週從事三到四次，每次三十分鐘就能獲得以上效益。

跑者愉悅感（runner's high）

臨床心理學家暨作家凱莉・麥高尼格將眾所周知的「跑者愉悅感」稱為「堅持不懈的愉悅」，我們現在知道，跑步之所以能產生愉悅感，是內生性大麻（endocannabinoid，或稱「內源性大麻」）系統啟動的緣故[12]。事實上，就實用層面來看，跑者愉悅感根本就等同「吸大麻」。

麥高尼格在其著作《史丹佛大學的情緒修復運動課》（*The Joy of Movement*）中說明到，帶來愉悅感的並不是跑步這種「身體動作」，重點在於維持一定強度並持續一段時間，活動類型不拘。她舉一位患者為例，她以運動來代替疼痛藥物，每日運動的挑戰就足以激勵她堅持下去。

麥高尼格建議：**不必執著於某種特定的身體活動，只要挑一種自己喜愛的運動就行，選擇適當強度並堅持至少二十分鐘**。這麼做就足以帶來堅持不懈的愉悅，進而對心理健康及疼痛產生驚人的效果。

交感神經系統負責戰或逃反應，副交感神經的任務是休息和消化，內生性大麻系統則負責在兩者之間維持平衡，影響遍及不同器官系統，也有助於控制疼痛。內生性大麻的啟動可以降低焦慮感、促進社交聯繫與溝通，向身體和大腦提供酬賞。

> **提示**
>
> 每天三十分鐘的運動／身體活動計畫,其效果等同服用苯二氮平類藥物(例如二氮平),但不會有任何副作用。

心理健康障礙、疼痛與運動

　　運動不僅能緩解焦慮與憂鬱,還能讓人們更有成就感、心滿意足。由於疼痛、焦慮及憂鬱的神經網路大幅重疊,試想假如能透過運動舒緩焦慮及憂鬱的神經網路,疼痛能獲得多大的改善!事實上,近來一項研究顯示,如果在抗憂鬱劑療程中納入運動計畫,改善程度比單用藥物高出不少[13]。

　　身體活動作用的部位和酬賞途徑一樣(見第三章,69頁),不過比起非法藥物,社會對運動的接受程度顯然高得多。在極端情況下,人們也可能對身體活動及運動上癮(所謂的「運動成癮」)。不過就運動和非法藥物對於酬賞途徑的影響來說,這兩種成癮之間還是有所差別。一般來說,成癮時會感到亢奮,不過一段時間之後,神經迴路的耐受性提升,就難以體驗到同等程度的亢奮,或是亢奮時間會逐漸縮短。以類鴉片為例,服用劑量必須持續增加。雖然仍有爭論,不過身體動作和運動似乎沒有這種耐受效果,因此效益可以延續更久。

交感神經系統扮演的角色

　　焦慮及憂鬱症患者的交感神經系統長期過度活躍,這種現象有害健康。交感神經系統啟動的情況下,其自然反應會是戰、逃、驚嚇或僵住,而原有的疼痛很可能因此惡化。

如果身體持續處於這種狀態中，交感神經系統會不斷向肌肉下達指令，使上背和下背部維持緊繃，隨時準備好要抵禦敵人、逃跑，或是僵住裝死。這些狀態都對肌肉無益，不過神經系統並不知道這一點，它只是自動自發地啟動自保機制。

　　肌肉緊繃代表肌肉纖維一直保持僵硬、動彈不得，於是乳酸開始堆積，這會啟動「P物質」，這種物質會刺激神經，可能產生痛覺，於是信號加劇，大腦接收到更多信號傳入，又會進一步使肌肉更加緊繃，形成惡性循環。

　　只有一件事可以打破這種越來越緊繃的惡性循環，那就是身體動作。身體動作能中斷疼痛循環，攔截命令身體戰、逃或驚嚇／僵住的信號。

　　在這種情況下，疼痛感來自中樞神經系統為保護身體所做的預測，然而這是過度保護。大腦為了保護你而使你感到疼痛，大腦做此判斷的原因眾多，組織受傷只是其中之一。所以雖然患者可能感到疼痛，但是原因很可能不是身體受到實際傷害。

　　起身活動是一切的重點。活動上半身或下半身沒有差，強化核心或鍛鍊肌肉也沒有區別。疼痛問題並沒有使肌肉變得虛弱，只是礙於疼痛，你可能不想活動，因此肌肉無法發揮正常機能。

　　長期維持一定程度的活動有助於安撫神經。隨著每次的活動，神經會察覺到情況並沒有惡化，你就能建立新的無痛神經網路，取代原本送出「疼痛」信號的網路。大腦可以運用神經可塑性原理，透過運動的益處來改善疼痛。因此現在對於多數疼痛症狀，醫師會建議搭配運動來輔助治療。

運動對於改善疼痛的效益

運動的正面效益能擴及眾多器官系統：

1. 減輕體重：對部分患者來說，身體活動所帶來的減重有助於降低疼痛。

2. 支持免疫系統：身體活動也能啟動大腦的免疫系統和個別細胞中的能量系統（粒線體），進而緩解發炎。

3. 提升大腦機能：大腦功能與機能的提升，有助於調節情緒、改善疼痛。

4. 減緩老化過程及相關體內發炎。

5. 促進社交聯繫：團體運動具有強大的社交效益，隨之而來的喜悅與人際連結更有緩解疼痛的功效。

6. 神經可塑性：因運動而分泌的大量腦內啡有助於形塑大腦，建構防範疼痛的新神經迴路。

7. 減少炎性化學物質的生成，藉此保護大腦。

8. 抗壓能力：透過運動，肌肉激素能影響大腦，提升大腦面對壓力的復原力。

培養運動思維

身體活動大致可分為三種等級，如下表所示 [14]：

中度活動	這類活動能提升心律、使呼吸加快、身體發熱，運動過程中，你還能說話，但無法唱歌。這類活動包括快走、水中有氧、跳舞、網球雙打、推除草機及健行。

激烈活動	這類活動會使你呼吸急促、氣喘吁吁，説幾個字就要暫停一下才能喘得過氣。七十五分鐘的激烈運動等於一百五十分鐘的中度活動，只要提高強度，中度活動也可以進階為激烈活動。激烈活動包括慢跑或跑步、游泳、騎自行車、爬樓梯（用走的）、踢足球、跳繩、練體操和武術。
非常激烈的活動	這類活動由數次短暫的高強度運動組成並以短暫休息為間隔。這種活動也叫做高強度間歇訓練（HIIT）。這類活動包括舉重、循環訓練、上坡衝刺、間歇跑、爬樓梯（用跑的）、上飛輪課。

目前來說，考量自己的疼痛狀況，你能從事什麼運動？屬於哪一個類別？（如果疼痛極為劇烈，無法從事上述類別的運動也沒關係。）

你的身體活躍嗎？

你可能嘗試過多種運動計畫，也諮詢過多位專精身體動作的專業人士，例如物理治療師、骨科醫師、整脊師。如果想要評估自己目前的體能狀況，以下問題是不錯的起始點：

你一週有幾天會從事快走等中度身體活動？

☐ <2 天　　☐ 2–5 天　　☐ >5 天

平均來說，你一天從事中度身體活動幾分鐘？

☐ <10 分鐘　☐ 10–30 分鐘　☐ >30 分鐘

你一週有幾天會從事重量或阻力運動*來鍛鍊肌肉？

☐很少　　　☐ 1–3 天　　　☐ >3 天

　　對大部分慢性疼痛類型來說，我們仍希望患者維持一定程度的活躍機能，能夠一週五天進行至少三十分鐘的中等活動，且其中三天分配給阻力運動。如果你現階段因為疼痛而無法達到這個目標，請連續七天記錄自己每天所做的身體活動，藉此瞭解自己的現狀。

　　關於身體活動及運動，你的觀念正確嗎？

- 你是否認為運動是身體無病無痛時才能做的事？

運動型態

廣泛來說，運動可以分為以下四種：

- **伸展**：有助於增加柔軟度、放鬆僵硬的肌肉、加大伸展範圍。暖身和收操都要有伸展動作。
- **重量訓練**：著重於鍛鍊特定肌群、提升肌肉張力。
- **心血管／有氧運動**：偏向全身性的運動，例如步行、游泳、健行和騎自行車。
- **平衡**：隨著年齡增加，訓練平衡感、步態和靈敏度的運動越來越重要，因為這能降低跌倒與相關疼痛的風險。

---

*譯註：重量與阻力運動的目的都是訓練肌力／肌耐力。前者透過負荷重物來進行，例如：啞鈴、槓鈴；後者則是藉由對抗阻力來訓練，例如：伏地挺身。

- 你是否認為只有健康人士才能做運動，而且必須前往擁有各種設備的高級健身房，在教練的指導下進行？
- 你是否認為運動也許是持續性疼痛患者的合理選擇，但自己的情況並不適合？

如果你對上述三道問題的答案都是「是」，那我們必須進一步探討，釐清觀念。

這些重要問題反映你根深蒂固的觀念，這會影響你對於任何運動計畫的態度，因此有必要加以釐清。

你的這些觀念來自何處？

- 你信任的對象（一般科醫師、物理治療師或顧問醫師）可能曾經這樣告訴你，你可能因此認為自己的疼痛是來自「骨頭磨骨頭」的結構問題，他們可能叮嚀你，問題解決之前不能舉重物或做某些活動。但你現在知道疼痛不一定與結構問題有關，你能否對自己原本的觀念提出質疑呢？因為這種觀念威力強大（就像反安慰劑），然而卻是錯誤觀念。
- 先前曾經嘗試從事某種運動但遭遇不順，也許之前你缺乏適當的支持，或者對自己的能力有錯誤的認知，因此做過頭了，這可能是你不願再次嘗試的原因。

以上兩個原因都可能是艱鉅的障礙，妨礙你執行任何運動計畫。請你想想看，以上原因是否符合你的情況 [15]，你能否對原有的觀念提出質疑？

史丹佛大學心理學教授卡蘿‧德威克（Carol Dweck）曾提出一種「定型心態」（fixed mindset），而你可能就處於這種狀態中，你覺得運動沒有用，或是可能使疼痛加劇，因此完全不願嘗試[16]。「定型心態」的反面是「成長心態」（growth mindset），抱持這種心態的人會把挫折視作轉機，稍微改變做法並再次嘗試，相信一切會漸入佳境。如果慢性疼痛的痛覺成分不高，那麼採取運動思維對你將極為有利。無痛思維本身就是一種成長心態。

那麼什麼是運動思維呢？

- 從事任何陌生活動，我們都要有心理準備，瞭解頭幾次可能沒辦法馬上掌握訣竅，可能會有輕微的疼痛發作，不過要知道身體沒有受傷。
- 疼痛發作時，請對自己寬容一些，但不要放棄。
- 一開始強度和標準都放低，起步可以慢慢來，再隨著信心提升逐漸提高難度。剛開始可以做一些持續時間較短的活動（一次只有二十至三十秒也沒關係）。
- 就和露易絲一樣，你一旦發現疼痛並沒有惡化，原有的觀念就會開始改變，逐漸形成新的神經網路。
- 新的神經網路形成後，進步速度就會開始加快。
- 我們每個人的成長心態都不太一樣。以學開車為例，你可能很幸運，很快就上手，我自己花了好長一段時間，上了大約二十堂駕駛課才準備好參加考試。你可能像我一樣，需要更多支援，不過神經網路一旦形成，學過的事就不會忘了。

恐懼迴避

恐懼迴避 * 的概念是患者的一大顧慮 [17]。由於多數人分不清傷害覺與疼痛的差別，以為疼痛等於受傷，因此會避免或迴避任何令他們疼痛的身體動作及運動。有時患者會完全停下任何身體活動，而比起肌肉／關節／骨骼的實際病症，迴避運動的恐懼心態可能問題更大。暴露治療 † 可以打破恐懼迴避的循環，疼痛專科物理治療師越來越常提供這種療法，用以提升患者的信心。

近來提出的一項療法是彼得・歐蘇利文（Peter O'Sullivan）的認知功能療法模型（cognitive functional therapy model）[18]。歐蘇利文是澳洲著名物理治療師暨疼痛研究者，他的模型以患者為中心，結合積極肯定與傾聽，耐心理解患者的期望與恐懼。治療師運用此模型與患者合作，化解他們對於身體動作的具體恐懼，指導他們進步並完成身體動作，提升他們的信心，進而提高活動量。這類暴露治療越來越流行，如果你因為恐懼而迴避身體動作，這種療法可能對你有幫助。其實暴露治療的原理和神經可塑性一樣，患者與信任的治療師合作，由治療師協助患者在安全的情況下進行他們原先感到害怕的動作，透過反覆練習，直到患者相信這些動作安全無虞。

---

* 譯註：Fear avoidance，患者如果認為身體活動會引起疼痛或再次受傷，就會產生恐懼、迴避的心態，導致自信心降低，身體也因為缺乏體能活動而更加虛弱。

† 譯註：透過想像或實境，讓患者想像或實際接觸自己害怕的情境，引導他們面對、習慣並克服恐懼。

疼痛時，開始運動

NHS 網站提到，成人每天應該從事某種形式的身體活動，也建議進行重量訓練或中等強度的活動，並根據個人情況設定每週目標 19。網站也提到循序漸進，慢慢提升強度，尤其如果患者已有一段時間缺乏身體活動。我認為，如果患者感到疼痛，那情況會稍微不一樣。

疼痛不等於受傷

你第一步要瞭解，疼痛不等於受傷。你可以諮詢一般科醫師、專科物理治療師或醫師，確認自己已經充分瞭解掃描或任何成像結果，知悉哪些結構變化是來自老化，詢問有無任何受傷風險。

當然，我不會期望你直接投入激烈的健身計畫，尤其如果你已經好一段時間沒有從事任何身體活動。你可以諮詢瞭解本書概念的物理治療師、操作治療師或醫療照護專業人士，請他們為你指點起始點，協助制訂運動計畫：

- 首先定義運動／身體活動對自己的意義。
- 運動不要太死板、制式。
- 不論你從事或打算從事什麼運動，請確認自己已經熟悉動作，能夠安全進行。建議不要在沒有專業監督的情況下從事自己從來沒有做過的動作。

起步小而緩

從簡單、容易完成的動作開始，藉此建立自己的信心。基本上，

你正試圖打破大腦過度保護的習慣，教導大腦一個安全的新習慣。

一個訣竅是評估自己的疼痛程度，如果做某項動作時，疼痛程度比一開始上升超過兩個等級，那這就是一個自然的休息時機。剛開始，如果患者有失能及焦慮的情況，有時光是想到要做某些活動就可能使疼痛加劇，在這種情況下，疼痛評估的訣竅比較不實用。不過對於展開任何身體動作或運動來說，這是蠻不錯的評估基準。

我建議我的患者散步五到十分鐘，大部分患者都能做到。一開始我會請他們先以自己自在的速度步行。如果他們能夠一天散步一次，大約一週後，我會請他們增加到一天三次，那這樣一天總共就至少有三十分鐘的身體活動。

學習良好的呼吸技巧

疼痛時，隨著疼痛程度增加，呼吸常會變得淺而急，我建議學習深呼吸與放鬆技巧，例如漸進式肌肉放鬆法（見第 223 頁），甚至是某些形式的冥想或瑜伽（見第 185 及 224 頁），培養良好的呼吸節奏。

寬容對待自己

在現代的數位世界中，你很可能自然而然就會拿他人的健身計畫與自己相比，或是比較自己現在疼痛的生活以及過去無痛無病的日子。這時學習 CBT（認知行為治療）和 ACT（接納與承諾療法）等技巧就能派上用場（見第 218-219 頁）。

考慮參加團體

我們都知道團體慢跑等團體運動有提振心情的作用。凱莉・麥

高尼格將這種源自集體行動的賦權感稱為「集體能動性」（we agency）。集體活動與慈善事業倚靠的都是這份集體的喜樂精神、樂觀與希望，而運動也能為情緒及疼痛管理帶來同樣效益。

從事團體活動令人感到暢快，也能獲得旁人的支持，不過要小心拿捏平衡，以免變得太過爭強好勝，重點是在自己感到自在的範圍內從事運動。

做記錄

利用線上或行動追蹤工具記錄自己的活動。這麼做有兩個好處，一是瞭解趨勢，能看見自己逐漸進步，二來也有助於發覺某些模式，你可能會注意到某幾天特別感到艱辛。

預期疼痛發作並做好準備

和緩的起步可以盡量降低受挫的風險，不過疼痛發作恐怕無法完全避免。準備好克服疼痛的行動計畫，然後再重新出發。身體動作的最終目標是在不使疼痛惡化的情況下完成所有動作。如果你長期處於疼痛中，你的身體已經形成過度保護的神經網路及神經標記，而這只能靠時間來化解（見第108頁）。剛開始嘗試運動時，這些神經標記會提高疼痛感，引起發作。

考慮搭配音樂

為提升運動的動力，不妨搭配自選的「力量之歌」，強化新成形的神經網路。麥高尼格建議力量之歌應該要能激勵人心、節奏明快（每分鐘一百二十至一百四十拍）、充滿活力，有相配的歌詞且

對你具有意義[20]。音樂能讓你不覺費力，讓運動變得更輕鬆愉快。聽到音樂時，舞動身體是大腦的本能。音樂可以引導並喚醒舊的健康神經迴路，捨棄較新的疼痛迴路。

動作種類不拘

關於肌肉、運動及肌肉激素（見第 194 頁）的科學研究推陳出新，我無法斷定某種運動必然優於其他運動，但我會建議採取綜合策略，最重要的還是擇你所愛，而且是你能夠感到自在、安全進行的運動。

NHS 及私人醫療院所提供的常見運動計畫包括物理治療、皮拉提斯、休閒運動、太極拳、飛輪課、瑜伽、自行車和其他五花八門的身體活動。就如物理治療師暨纖維肌痛患者布朗妮‧湯普森（Bronnie Thompson）所言，從事運動的原因不一，方法更是千變萬化，只要某項活動或運動容易進行，與你的日常生活搭配良好，就是好運動[21]。

對疼痛患者來說，其他緩和的入門運動包括：在公司走樓梯而不要搭電梯、設鬧鐘提醒自己每二十至二十五分鐘起身活動筋骨、把車子停在離目的地較遠的地方，督促自己多走幾公尺。

與治療師合作

由於運動相關的錯誤觀念氾濫，而且運動選項不勝枚舉，因此如要為疼痛管理取得**適當**支持，在**合適**的地點、**合適**的時間尋找**合適**的專業人士是其中關鍵。許多患者告訴我，他們過去曾經尋求物理治療師的協助，或求診於其他聯合診所，不過都不見起色。雖然部分患者的疼痛的確難以緩解，不過運動及疼痛不只關乎核心肌肉強化、骨骼排列或肌肉及韌帶問題，而且少有研究提出具有說服力的證據證明運

動和核心鍛鍊確能改善疼痛與失能。

　　如果你選擇的是按摩、針灸、紅外線療法，這些療法可能過於被動，此外，這些療程很可能會指派居家練習，如果你選擇這類療程，也務必確實練習。這也是許多疼痛患者常遇到的困難點，他們在專業人士的監督之下有自信或有能力從事運動，不過難以獨立進行。

　　因此我會建議尋找願意接納疼痛新知及本書觀念的治療師，請對方協助你制定運動計畫以降低受傷風險、提升安全感，並在必要時提供支持與指導。疼痛專科物理治療師是經驗豐富的物理治療師，他們能夠提供協助，因此請務必尋求支援。

SUMMARY

- 缺乏身體活動是長期病痛的主要原因之一，現已成為全球健康問題。
- 如要管控疼痛、提高生活品質，運動及身體活動是關鍵。
- 運動及身體動作對於身體所有器官系統都有極大好處，也能影響心理及生理健康，有利於疼痛管控。
- 運動能提升大腦機能、鍛鍊肌肉，兩者都有利疼痛管控。
- 疼痛患者展開新的身體活動計畫時常會碰到疼痛發作。
- 疼痛不等於受傷。
- 選擇自己喜歡的身體活動計畫，切記起步應該小而緩。
- 如有需要，與優秀的治療師／教練合作。

CHAPTER 09

身心療法

在刺激與反應之間有一段空白，在這塊空白中，我們有能力選
擇反應方式，而我們的反應展現我們的成長與自由。

——維克多·法蘭克（Viktor Frankl），

奧地利神經學家、神經科醫師暨猶太人大屠殺倖存者

　　我為普拉文看診已經將近十年了，因此也見證她的疼痛歷程。普拉文接受例行婦科手術之後併發感染，需要第二次手術來補救，而二次手術造成神經壓迫，於是出現骨盆疼痛的症狀，普拉文被轉介到我這裡進行疼痛管理。普拉文在術後遭受「撕裂、捅刺般的可怕」疼痛，且逐漸蔓延到全身。幾年前，普拉文被診斷出罹患乳癌，開始接受化療、手術及放射治療，這些流程使她更為虛弱、疼痛發作、周身疲憊。

　　普拉文是一位忙碌的初階律師，接受人生第一次手術前兩個月才剛結婚。婚後儘管身體疼痛，仍接連生了兩個小孩，這給了她動力繼續前進，照顧自己與家人。她仍然感到疼痛，不過透過執行疼痛管理計畫獲得長足的進步。她形容疼痛管理計畫是一塊「理想的跳板」，給予她主導自己人生的動力。她希望能成為母親、擺脫強效藥物，而

她也大致達成目標。普拉文擁有良好的社會支持，因此比起沒有這些優勢的患者，她的康復之路走來比較容易。然而，她還是花了將近十八個月才達到目前的狀態，偶爾也會有幾天特別不順，這時候她就會向醫療照護專業人士尋求額外協助與支持。

我和同仁向她解釋慢性神經性病變疼痛的本質後，普拉文瞭解自己的預後情況，開始把注意力放在對她來說最重要的事物上，這包括：與家人共處的時光、母職、瞭解自己的極限、保持身體活躍。她也坦承，這個過程並不容易，不過隨著時間會越來越上手。她持續向心理醫師尋求情緒支持，也徹底改變飲食來減少發炎。不過最重要的是，運動和心理支持一直是這些年來普拉文管控疼痛的主要支柱。

許多身心療法，特別是其中能影響思維模式的訣竅，都應該成為

五花八門的術語

你可能看過各種名稱：輔助、整合、替代（或另類）、全人、輔助及替代醫學（complementary and alternative medicine，簡稱 CAM）等等。一般來說，「輔助」療法通常會「搭配」傳統醫學的藥物或介入措施，而「替代」療法則是用來「取代」傳統醫療。替代療法常常是非常敏感的議題，人們各持強烈意見，有時甚至是不理性的成見。

就本章及整體無痛思維來說，我相信多數以上多數技巧都屬於身心療法。有些療法，像是靈氣、靈性或順勢療法幾乎沒有任何科學證據為之背書，其餘像是瑜伽、催眠及冥想／正念則已成為主流，效益獲得眾多研究證實，不過每一種療法都有各自的適用對象。

第一線治療方式，在患者首次接受掃描檢查、藥物或物理治療療程的同時傳授給他們。我有信心，如果能提早納入這些技巧並傳授正確的疼痛科學教育，那麼因濫用類鴉片藥物或執行不必要手術而墊高的醫療照護成本，必能大幅降低。

身心療法

古老的生物醫學模型認為，想法與情緒會影響疼痛的概念不夠科學，所以從來沒有正視這個觀點。不過就如前幾章所看到的，身心的連結其實相當深遠。

這個新興領域稱作心理神經免疫學（psychoneuroimmunology），這門學科檢視人類行為及情緒對身體神經及免疫系統的影響。心理神經免疫學證實，急性心理壓力對大腦結構的影響和身體創傷如出一轍，會使神經、內分泌及免疫系統變得敏感。現有越來越多證據指出，透過各種藥物以外的技巧減壓有助於減緩疼痛，降低類鴉片等強效藥物的需求[1]。

高度自主

身心療法能提供個人化的照護，讓患者握有更多掌控權，滿意度也更高。理想上，身心療法以全人為治療對象，而且學習之後，患者就能自行在家操練，維持效益。

就和慢性疼痛的其他眾多療法一樣，身心療法的一大部分效益確實可能來自安慰劑效應。不過對我來說，這不成問題，因為多數身心療法的副作用絕對小於強效疼痛藥物或手術。雖然身心療法的效果可

能也不會高於藥物或介入措施，不過對部分患者來說，身心療法確實為他們帶來徹底的轉變。若能結合身心療法與無痛思維的其他要素，成功管控疼痛的機率就能大幅提升。

並非一體適用

我們還不知道「哪一種療法在什麼情況下，對哪些患者最有效」，而且要獲得具有說服力的證據並不容易[2]。不過，這不代表身心療法沒有用，只是我們還需要更多資金及研究，才能明白身心療法的適用對象。在我寫作本書的同時，研究人員已檢視七十五篇研究共計九千四百位患者，研究指出 CBT（認知行為治療）能減緩疼痛與憂鬱[3]。各種療法所要達成的目標可能不同，不過其共通點都是促進痊癒，而且少有副作用。

患者與治療師的關係是關鍵

治療師與患者的互動方式是一個主觀但相當重要的面向。雙方的互動關係稱為「治療同盟」（therapeutic alliance），重要性有時不亞於療法本身。

越早越好

雖然物理治療或骨科療法可能是患者第一時間就尋求的治療方式，不過多數患者都還是依循傳統的生醫模式，接受藥物或介入措施，唯有嘗試過一切方法，而且「傳統」治療都無效時，患者才會被轉介到疼痛診所，這通常是疼痛初次發作的好幾年後。我認為這是一大錯誤。

以蒂娜的困境為例（見第 78 頁），她一開始接受的物理治療把重

點放在生物醫學觀點的核心運動，但對於椎間盤脫垂的問題沒有幫助，後來蒂娜被轉介給外科醫師，接受椎間盤移除手術，然而這也沒有效果。蒂娜因神經損傷深受術後疼痛所苦，她再度被轉介給物理治療師，這時已經是最初受傷的四年以後，她總算找到一位影響她一生的物理治療師。蒂娜回想道：「他採取的策略和其他物理治療師完全不一樣。他向我說明疼痛的複雜性，我開始瞭解各種可能影響疼痛體驗的因素，我以前從沒想過治療疼痛也需要縱觀全局。」

我有些患者已經找到一或多個對自己有幫助、甚至能改變人生的療法（而且沒有副作用），他們大多都看到了全局。在我寫作之時，只有物理治療是 NHS 常態提供的治療方式，不過根據報導，有一些一般科醫師與當地社區的身心療法機構合作，藉此提供其他治療方式，

疼痛教育

知識就是力量，瞭解本書所提供的嶄新疼痛思維，這件事本身可能就有治療的效果。

美國疼痛研究者檢視十三項隨機對照試驗，指出有充分證據顯示，疼痛神經科學教育能夠推廣知識、減少失能、降低疼痛程度、避免患者設想最糟的情況、減少恐懼迴避及疼痛相關行為、促進身體動作，還有最重要的，也能減少患者求診於一般科醫師或急診室的次數[4]。

瞭解自己的疼痛能夠降低焦慮感、增進知識，也有助於和醫療照護專業人士進行治療選項相關的知情討論，與對方合作克服疼痛。

因此不妨詢問你的一般科醫師有無這類選項。

　　沒有證據指出光靠任一種身心療法就可以獲得成效，不過如果能在疼痛歷程早期就納入身心療法，長期來說將有利於改善疼痛。蒂娜回想道：「如果能在受傷的最初六個星期就遇到現在這位物理治療師，那我就可以及早進行典範轉移 *，但如果沒有人告訴我，就不可能發生典範轉移，因為我什麼都不知道。」

放鬆是關鍵

　　某種程度來說，慢性疼痛就是慢性壓力的一種表現形式。壓力荷爾蒙皮質醇在其中扮演重要角色，而交感神經系統過度活躍使身體長期處於戰或逃反應中。如第五章所述，壓力會啟動大腦的免疫系統，導致扮演警察角色的小神經膠質細胞脫序失常、造成發炎。持續的壓力會影響身體所有器官系統，因此多數身心療法都著重於安撫過度活躍的系統，協助患者放鬆並藉此減緩疼痛。

選擇適合自己的療法

　　以下所列療法當然不是全面而完整的清單，我也只是提供中立的建議，不過應該是不錯的起始點。NHS 標準疼痛管理計畫提供其中多項療法，尤其是 CBT（認知行為治療）相關的技巧，許多物理治療師也會在療程中結合操作治療、熱療（heat therapy）、按摩、針灸等療法。

　　請盡量對這些療法抱持開放心胸，嘗試與治療師建立良好關係，

＊譯註：信念、價值或方法發生轉變的過程。

不過要問清楚療程費用，也可以詢問治療師，這些療法預期在未來幾天、幾週或幾個月後帶來什麼效益。

我建議從「被動」接受（done for you）的療法，逐漸轉換成「合作」模式（done with you），最後進展到「主動」進行（do it yourself），也就是所謂「獲得支持的自我管理」（supported self-management，詳見第240頁）。這是最理想也最符合成本效益的做法。

身為醫師的艾美・歐爾（Amy Orr）同時也是一位疼痛患者，她提供另一項建議，能幫助你選擇適合自己的療法。請寫下你有意願嘗試的療法，並根據以下標準為之評分 [5]：

- 短期效益：幾天之內（＜一週）
- 長期效益：數個星期（＞一個月）
- 成本（健保給付／私人保險／自付）
- 需要付出多少努力、要花多少時間

多數療法必須自掏腰包

以前針灸、整骨、整脊、按摩療法都屬於 NHS 的給付項目，不過上一版官方指引表示，這些療法都不符合成本效益，或對長期沒有益處，因此不再獲得給付。更新的 NICE 指引草案又重新納入針灸，不過誰知道什麼時候又會有變動？

能夠找到減緩疼痛且適合自己的療法，這應該是一切的重點，不過遺憾的是，你還是得評估費用和自己的負擔能力。

物理治療

　　物理治療是醫療照護環境中最常見且廣泛獲得認可的治療方式。物理治療師一般是復健領域的專家，是多數醫院及一般科醫師診所不可或缺的夥伴。物理治療師擁有豐富經驗及熟練技巧，擅於管理術後疼痛。他們運用良好的臨床檢查技巧，也瞭解各年齡層適合做哪些運動來伸展、鍛鍊或培養控制能力。許多物理治療師也接受過針灸及鬆動技法（mobilisation techniques）訓練，用於協助患者提升關節活動能力。許多物理治療師對疼痛尤其感興趣，過去二十年疼痛神經科學的諸多進展都來自他們的貢獻，因此其實有不少物理治療師相當熟悉新的疼痛科學。物理治療疼痛協會（Physiotherapy Pain Association）是他們的統籌組織（參見第 279 頁資源）。

行為治療

　　行為治療是最普遍可得、廣為人知的治療方式，能為疼痛及各種心理健康症狀提供全方位管理。由於疼痛和情緒息息相關，因此我們理當採取雙管齊下的治療方法。我之前說明過，只要沒有傷害覺的成分，那麼行為治療應能對敏感神經系統所導致的疼痛有所幫助，而且副作用相當少。

　　各種行為治療的共通重點都是協助患者察覺自己的某些想法或信念會導致特定行為，並協助他們改變想法，進而導正行為，以減緩疼痛與不適。

➥ CBT（認知行為治療）

　　CBT 是行為治療最常見的一種。CBT 的宗旨是，想法、心理感受、

身體感覺及行動就像十字麵包*的四個端點，經常息息相關。負面想法可能對其他三者產生負面的影響，而正面想法也能為其他三者帶來改變，提供實際可行的方法來改善心理狀態，提升心理應付疼痛與其他壓力情境的能力。治療師通常會嘗試以和緩的方式挑戰患者的負面想法，協助患者建構出更為正面的想法。一次療程通常持續三十至六十分鐘，通常一位患者會需要八至十次療程，療程可能一對一或以團體方式進行。針對疼痛及心理健康問題，CBT 的成效不亞於其他治療方式（包括藥物）。

➥ ACT（接納與承諾療法）

ACT 是行為治療的一種，近來越來越常見。ACT 運用正念與接納策略來提升患者的心理彈性。ACT 的目標不是挑戰棘手或負面的想法，而是倡導「活在當下」，只要留意這些想法並接納他們，接著定義自己理想的價值，並針對這些價值積極採取行動，而不必企圖改變負面心態。

➥ 辯證行為治療（dialectical behaviour therapy，簡稱 DBT）

DBT 是另一種以實證為基礎的心理治療法，最初是為情緒調節有問題的患者所設計，目前也嘗試用於治療疼痛。DBT 包含正念、接納，進而改變等元素，另搭配練習痛苦耐受（distress tolerance）並學習新的溝通技巧。

---

* 譯註：cross bun，英國傳統麵包，常添加香料及果乾，表面裝飾十字圖案，通常在耶穌受難日享用。

➥ 慈悲焦點治療（compassion-focused therapy，簡稱 CFT）

這種療法整合自我關愛（或譯自我悲憫、自我疼惜）與傳統的 CBT，目的是促進心理及情緒療癒。CFT 結合了神經科學及演化心理學的研究成果，像是透過威脅、動員及撫慰的情緒調節系統（threat, drive and soothe systems），來訓練心理體驗同理，並培養同理心。

➥ 情緒覺察和表達治療（emotional awareness and expression therapy，簡稱 EAET）

EAET 融合數種技巧，是纖維肌痛的新興療法，且日漸受到歡迎。EAET 著重疼痛教育、情緒展露及相關治療，搭配表達性書寫及視覺重現（revisualisation）等技巧來提升成效、減緩疼痛。

➥ 眼動減敏及歷程更新治療（eye movement desensitisation and reprocessing，簡稱 EMDR）

這種療法最初是為創傷後壓力症候群所設計，其治療原理是，某些疼痛形式及創傷事件可能儲存在適應不良的神經網路中，因此利用眼球雙側移動、脈搏或語調，可以針對這些網路／記憶進行減敏，在安全的情況下更新歷程，減緩創傷症狀。

➥ 認知功能療法（cognitive functional therapy，簡稱 CFT）

這是一種以物理治療為主的全方位行為治療，CFT 注重穩健的治療同盟關係，結合認知訓練，使患者漸進習慣身體動作及生活型態改變，為下背疼痛及其他肌肉骨骼疼痛患者提供整合式的治療方法。

↪ 身體追蹤（somatic tracking）與身體體驗（somatic experiencing）

　　身體體驗是較廣義的概念，其中一種技巧稱為身體追蹤，兩者的目標都是處理情緒創傷，不論是突發事件（例如意外、重大手術或天然災害）或是發展創傷（如成長過程中的虐待或疏忽）。身體追蹤及身體體驗會請患者先觀察自己的身體感覺，再以較安全而有成效的方式重新解讀之，以達成重新編寫敏感神經系統的最終目標。

正念

　　簡單來說，正念就是留意當下、觀察當下而不要受其影響。正念練習可以完全不帶宗教色彩，近來成為治療多種症狀廣受歡迎的療法，慢性疼痛也是其中之一。正念不等於冥想，正念是一種心理狀態，而冥想是正念訓練的其中一種方式。正念是將這種思考程序應用在各種一般事件、例行事務及日常活動上的一種方法。練習正念不需要改變生活型態，也不是只適用於特定人士。正念減壓（見第 127 頁）等計畫通常以正念為核心要素，再搭配瑜伽等身體動作練習。

　　正念有幾個重要面向：

↪ 留意

　　正念的目標是改變我們瞬息萬變的注意力。據說一般人注意力的持續時間只有七秒，但我們希望對自己從事的事物投注更有意義的覺察。這聽起來很簡單，實際上是很難達到的狀態。

　　我們來想想自己的一天是怎麼度過的。從早餐這樣單純的一餐開始，你還記得自己吃了什麼嗎？你怎麼吃早餐？你當時還一邊做什麼？正念鼓勵我們時時留心，減少生活中的多工處理。

正念的目標是停止我們腦袋中關於過去及未來的無意義紛雜思緒。這些思緒常令人分心、造成反效果、加重焦慮或提高警戒，這會使疼痛惡化。正念用餐、正念呼吸、正念冥想等諸多方法都可以達成減壓，而減壓是減痛的先決條件。

正念可能可以協助你察覺自己想要刻意壓抑的強烈情緒感受，如果你有這種情況，請先諮詢專業人士，讓自己接納、化解這種感受之後再繼續下去。

➥ 不帶批判

正念的目標是培養我們保持好奇心、同理心及不批判的能力。不批判的心態尤其重要，因為這是在我們的遭遇與反應之間創造空間的關鍵。疼痛發作時，這會是相當實用的技巧。

疼痛發作時，我們的潛意識通常會立刻、不由自主、自動對疼痛的出現做出反應。不過如果我們能學習如何暫停一下、深呼吸，留心而不批判，疼痛程度就能降低。

➥ 接納

人生中某些時刻和時期，我們能預期身體及情緒疼痛的到來，不過我們有所選擇，我們可以決定如何應對，我們可以決定痛苦的程度，而正念可以協助我們接納事件、吸收經驗，也因此疼痛不會擴散、增強或放大。這不一定代表我們要接納疼痛，而是肯定自己有所選擇。

針灸

針灸源自中國哲學，相信人體能量在皮膚之下的渠道（「經絡」）

身體掃描

身體掃描是透過正念練習來減輕慢性疼痛的實用方法。身體掃描一般費時二十至三十分鐘，能協助個人將全副注意力放在當下的經歷上，這在疼痛發作或情緒及想法將要失控時相當有幫助。身體掃描也能訓練個人探索體內愉快和不愉快的感覺並與之共處，不要試著改變這些感覺。

漸進式肌肉放鬆法
(progressive muscular relaxation，簡稱 PMR)

這是另一種簡單而有效的放鬆技巧，常用於壓力及焦慮管理。我常向我的患者推薦 PMR，這種技巧的操作、學習都不難。PMR 的進行方式是，把注意力放在身體某部位的肌群上，然後用力繃緊肌肉，持續五至十秒，接著再利用呼吸技巧放鬆肌肉。一開始可能需要一些練習，不過 PMR 能協助個人達到更深層的放鬆，進而降低疼痛。網路上有許多身體掃描及 PMR 的免費指導（亦請參見第281 頁資源）。

中流動，只要觀察經絡中的能量有無失衡的現象便能做出疾病診斷。針灸師會將細針插入皮膚中，藉此平衡能量流。下針的位置會考慮疼痛部位、頻率、持續時間及程度而定。

根據傳統中國針灸的原理，能量（氣）或「生命力」會沿著經絡在體內流動。遵從傳統理念的針灸師相信，如果氣無法在體內自由流動，就會導致疾病或疼痛。針灸的目的就是要恢復氣的流動，藉此協助患者恢復健康。西方的針灸理論相信這種手法能促使身體局部分泌

腦內啡（身體天然的止痛劑），而且手法也不限於針灸，以草藥、電流刺激、貼布和貼片都能達到同樣的目的，針對耳朵周圍進行的局部針灸也能獲得效益。

研究顯示，針灸能稍微緩解頸部和下背疼痛以及各種類型的關節炎，因此可以提升身體機能、改善生活品質[6]。針灸也能安撫大腦邊緣系統或杏仁核等情緒中樞[7]。

➡ 情緒釋放技巧（emotional freedom technique，簡稱 EFT）

這種針灸形式也稱做「敲打法」，透過指尖「敲打」傳統中國經絡的部位，目的是「疏通」能量穴點，通淤減痛。這種手法近來相當風行，有持續焦慮或創傷相關問題的患者尤其受用。

瑜伽和太極拳／氣功

這些運動形式結合冥想、緩慢動作、深呼吸及放鬆，對控制疼痛有所助益。

瑜伽源自亞洲次大陸，現已廣受西方民眾歡迎[8]，眾多瑜伽學派（阿斯坦加瑜伽 Ashtanga ／艾揚格瑜伽 Iyengar ／哈達瑜伽 hatha ／高溫瑜伽 Bikram ／流瑜伽 vinyasa）都蓬勃發展。不論流派，瑜伽都有助於增進個人發展，透過瞭解身心來獲得平靜。

多數瑜伽都注重提升肌肉張力，同時也包含冥想與放鬆練習。務必告知教練自身情況，以便他們為你調整姿勢及動作。NHS 提供一份指南，大致說明瑜伽背景以及英國的主要瑜伽機構（見第 278 頁資源）。

太極拳和氣功都是古代中國以身體動作為基礎的身心療法。氣功著重身體動作、心性鍛鍊、放鬆和呼吸技巧，比起太極拳，氣功對體

力的要求較低。太極拳則類似武術，著重姿勢之間緩慢而流暢的動作轉換，這種緩和的流暢動作具有以下功效：

- 消除壓力
- 提高柔軟度
- 提升平衡感
- 促進精神集中
- 促進身心健康

氣功和太極拳都注重緩和培養肌力與柔軟度的平衡。

整脊治療

在英國，針對疼痛症狀，整脊師是目前數一數二熱門的輔助治療師。民眾脊椎疼痛發作時，整脊師經常是他們第一個求助的醫療照護專業對象。

整脊師著重於肌肉骨骼或機械性失能（mechanical disorder）的診斷與治療，他們的主要治療手法是推拿或調整骨骼結構，期望藉此減緩疼痛。

整脊師相信脊椎的生物力學及結構變化可能影響神經系統，而脊椎部位的推拿手法有助於恢復平衡、減輕神經承受的壓力並促進健康。

不過，整脊師的生物力學觀點，與我們的傷害覺／疼痛區別相悖，他們強調骨骼結構排列的言論可能對患者產生反安慰劑效應，帶來負面影響。整脊師現在也開始注意到這種說法可能造成傷害，因此開始調整與患者溝通的方式。

整骨治療

和整脊一樣，整骨治療認為筋膜（結締組織）可能隨時間縮短、變得緊繃，因此可能導致疼痛或使疼痛疼痛。整骨治療運用各種推拿技巧，結合按摩與鬆動手法，可改善骨骼排列、調節血流，藉此緩解疼痛。許多醫療照護專業人士皆可學習整骨治療，英國的監管機關是整骨療法總會（General Osteopathic Council）。整骨師也常是疼痛患者最早求助的醫療照護專業對象。顱骨整骨治療的手法更為輕柔，結合整骨及整脊按摩，以顱骨底部為重點部位，目標是降低該部位神經的敏感程度。

生理回饋（Biofeedback）

生理回饋技巧就是觀察身體的生理信號，瞭解自己的身體狀態，然後再利用這份資訊，搭配各種技巧來調整呼吸及心律[9]。嚴格來說，生理回饋是一種練習，而非療法，因此一段時間之後，學會自我調節是重點所在。

我們可以透過測量患者的心律、呼吸、肌肉緊張度、皮膚表面汗量、血壓、體表溫度，甚至是腦波來取得相關生理資訊。取得資訊後，治療師會向患者提供建議，指導他們各種認知／心理練習及呼吸技巧，協助他們影響測量數值，達成理想的「常態」。我們一般以為這些信號並非意志所能控制，不過生理回饋技巧讓我們瞭解，我們的能力其實超過自己的認知。

針對偏頭痛、下巴疼痛和纖維肌痛等症狀，生物回饋技巧相當實用。一項慢性背痛的研究顯示，光靠生物回饋技巧就能降低肌肉緊張度及疼痛、憂鬱程度[10]。生物回饋也能搭配其他療法，增進減緩疼痛

的整體成效。生物回饋的測量項目包括心率變異測試。患者可以透過合格的治療師使用生物回饋儀器，手機或專用穿戴式裝置也有部分個人用的感測器。提醒讀者，使用多數穿戴式裝置時，要觀察的是長期趨勢，一次性的測量數據參考價值較低。

水療

　　水療會利用各種不同水溫，包含多種與水相關的療法，例如：水力按摩、礦物浴、冷水浴、熱水浴池／按摩浴缸、消除／減輕重力的水中運動。

　　水療的主要目的是利用熱水或冷水改變體溫的調節機制，進而影響疼痛感，在部分情況下也能促進肌肉放鬆。

催眠

　　近來催眠成為相當風行的主流醫療手法，催眠技巧中與溝通、語言相關的面向可用於減緩患者的術前焦慮。有一些證據顯示催眠有助於改善急性及慢性疼痛[11]。

　　催眠的原理是改變脊椎及大腦處理疼痛等感覺信號的方式，降低大腦各部位對於這些信號的感知。催眠也能降低情緒反應，尤其是前扣帶迴皮質的機能。催眠止痛法曾用於管理生產、手術、更換燒傷敷料所產生的疼痛，也對減緩下背痛、頭痛，以及腸激躁症、癌症等慢性疼痛有所幫助。

　　催眠會引導患者進入恍惚般的狀態。從科學的角度來說，催眠會在「暗示」的關鍵階段，提高大腦的可塑性，使之更容易接受新訊息。在這個階段，治療師可有效改變患者的疼痛感知與疼痛程度。許多優

秀的催眠治療師會教導患者自我催眠，以便延續催眠的效益。在治療深層創傷及其表現等心理健康問題方面，催眠治療也極具潛力。從表面來看，創傷表現看似有害，不過其實是大腦試圖保護自己的措施。

肌筋膜療法

肌筋膜其實就是肌肉與覆蓋肌肉的結締組織（筋膜），肌筋膜療法屬於撫觸及伸展療法，目標是鬆動肌筋膜面。肌筋膜疼痛是疼痛患者極為常見的一種症狀。出現肌筋膜疼痛時，身體各處肌肉會有多個激痛點或緊繃帶。縮短的肌肉和激痛點可能刺激鄰近的神經、骨骼和關節，強化疼痛[12]。肌筋膜療法輔以進一步的物理治療來延展肌肉、推拿激痛點和注射都對改善疼痛有幫助。

乾針和肌內刺激（intramuscular stimulation，簡稱 IMS）

這兩種療法是針灸的變化形式，治療師會在各肌群中注射或下針，但不同於中國針灸的穴道位置。以針灸來說，在一次療程中，針灸師於特定位置插入細針後就不會再改變位置，不過進行 IMS 時，治療師下針後幾秒就會抽針。IMS 的相關理論眾多，其中最著名的是「顏氏 IMS」（Gunn IMS），由加拿大研究者顏質燦所提出[13]。顏醫師認為，肌肉可能因其下骨骼老化而出現過敏現象，而拉長這些縮短的肌肉可以減緩疼痛。

日記法／表達性書寫

日記法相當簡單，就是記錄感恩日記，每天書寫十五至二十分鐘，寫下生活中或疼痛方面發生哪些正面的小事。

從神經科學方面來說，書寫的身體動作似乎能改變神經迴路被觸發的方式。當患者把自己對於疼痛的想法及感受寫下來，就能改變大腦對疼痛的理解方式，創造出一段論述，把個人與疼痛分離開來。

請記得，你不必和任何人分享日記內容，請寫給自己，為自己而寫。如果寫給自己讓你感到不自在，也可以假想寫給一位「親愛的朋友」，寫下你今天對疼痛的感受：

- 疼痛妨礙你從事什麼重要的事？
- 你如何停止疼痛？
- 這麼做有效嗎？還是使疼痛加劇？
- 疼痛局限於一個部位，還是不停變換位置？疼痛轉移到哪裡？
- 疼痛使你感到受挫或生氣嗎？
- 你今天能與疼痛和平共處嗎？

表達性書寫是社會心理學家詹姆斯・潘尼貝克（James Pennebaker）所提出的概念，這種練習有益免疫系統，能提升心理健康。雖然效果短暫，但仍十分實用，重點是不用花錢[14]。

芳香療法

慢性疼痛經常是一種劇烈的情緒體驗。科學家仍在研究疼痛與其他情緒、感覺的確切關聯，不過據說嗅覺對緩解疼痛有所幫助。我們知道某些味道能使我們想起痛苦或愉快的記憶，也有些味道會造成反胃或強烈反感。

芳香療法使用自植物等原料萃取而來的高濃度精油，用於降低焦

慮、管理壓力，進而改善疼痛。薰衣草、薄荷、洋甘菊等精油是透過蒸餾程序，自植物原料萃取而來，接著可以透過嗅覺吸收或塗抹於皮膚上。研究顯示吸入精油對腎臟疼痛、兒童疼痛有所助益；研究也發現局部塗抹有助改善下背痛、頸痛及膝蓋疼痛 15。

科學家仍在研究芳香療法產生效益的機制，其中一種可能性是，人體吸入精油分子後，杏仁核及大腦其他結構可能會優先處理芳香分子，轉移大腦對疼痛的注意力。約翰霍布金斯大學疼痛醫師保羅・克里斯托指出，薄荷、丁香、桉樹、德國洋甘菊都有不錯的疼痛緩解效果，而且沒有副作用 16。桉樹適用於炎性疼痛，丁香則適用於舒緩神經疼痛，玫瑰、小茴香（fennel）、香脂冷杉（balsam fir）和洋甘菊適用於骨骼疼痛。

合格的醫學芳療師能提供建議、開立合適的芳香療法溶液，也能指導正確的塗抹方式。近年來，超音波擴香儀和水氧機提供霧化及使用精油的新方式。

音樂療法

我們已經看到，力量之歌可以激發運動的動力（見第 208 頁）。上千年來，人們利用音樂來改變心情、重整情緒。研究顯示，音樂能降低焦慮、疼痛、壓力，安撫交感神經系統，以更安全的方法釋放壓力化學物質。

音樂療法包括聆聽音樂、歌唱及彈奏樂器。音樂治療的操作安全又容易，而且有越來越多證據顯示對下背疼痛、關節炎、癌症及急性術後疼痛有助益 17。舉例來說，現在許多醫療照護機構都會播放提姆・亞尼斯（Tim Janis）的曲子。每分鐘六十至八十拍的慢節奏舒緩音樂能

降低肌肉緊張度、緩和疼痛。

能量和生物場（biofield）療法

　　能量或撫觸療法都屬於遠東及南亞傳統文化哲學，不過現今在西方的知名度也越來越高。雖然有些人抱持理性的懷疑態度，不過這些療法在生物學上的確說得通。畢竟我們知道身體會產生電流，而電流的流動會在細胞內部及周圍造成變化。雖然我們目前沒有量測這股力量的技術，不過科學家猜測這股力量可以被身體察覺，也可以加以改變。能量療癒的基本假設是，所有生物都會產生生物能量場，而受過訓練的執業人員可以加以調整，使其恢復平衡，在此過程中，疼痛或焦慮、壓力都能降低。

　　能量療癒可以透過接觸或無接觸的方式進行，執業人員可能採用不需觸摸的技巧，能量療癒的例子包括脈輪療癒、水晶療癒和仁神術（Jin Shin Jyutsu）[18]。

撫觸療法

　　觸摸是人類發展不可或缺的面向，具有安撫白體免疫神經系統的效果。人類或其他生物都可以提供撫觸療法，就連「接地氣」（earthing 或 grounding）也算是撫觸療法的一種。我們的祖先也會透過接觸地面，與大地交換電流（地球本身就蘊含豐富電子），藉此卸除氧化壓力的累積。靈氣療法是一種由治療師提供的撫觸療法。另一種以撫觸及按壓為主的療法是史丹利・立夫（Stanley Lief）醫師於一九三〇年代發明的神經肌肉療法（neuromuscular therapy）。

　　馬術治療是動物撫觸療法的一個典型例子[19]。我的患者露西在馬

場工作，部分原因就是與馬相處、觸摸牠們能為她帶來平靜，減緩疼痛。動物輔助療法是一個統稱，其中包含多種用於改善患者身體及心理健康的活動，治療動物包含馬、狗、貓、豬、鳥等，這些活動也涉及能量交流及撫觸。

按摩療法

許多醫療照護專業人士及按摩治療師都會提供治療按摩。反射學 *
運用中國哲學，這是按摩技巧的一種變化形式。按摩廣泛運用軟組織的推拿來減輕疼痛，藉此恢復身心健康 [20]。我有許多患者每兩週至一個月就會接受一次按摩療程。

按摩療程可以分為以下四種類型：

1. **輕柔按摩**：包括頭薦骨整骨或瑞典式按摩，這些手法能幫助身體放鬆、恢復平衡狀態。輕柔按摩手法通常是疼痛管理的首選，至少在初期階段應選擇較輕柔的動作，因為較為激烈的手法容易使疼痛加劇。

2. **結構按摩**：這種按摩試圖透過調整身體的軟組織（例如肌肉或韌帶，甚至可能包含肌腱）來改變結構，魯爾夫治療法（Rolfing）就是一例。結構按摩可能在短期內使疼痛加劇，中長期才會開始改善。

3. **深層組織按摩**：例如神經肌肉療法和肌筋膜鬆弛術。這類按摩

---

* 譯註：reflexology，反射學將手掌和腳掌分成多個區塊，其理論是，這些區塊會對應到身體各個部位，因此藉由按壓手掌或腳掌的特定區塊，就能作用於身體的相應部位，腳底按摩就是應用反射學的按摩方法。

的目的一般是減緩疼痛與不適。

4. **動作療法或再教育**：例子包括費登奎斯方法（Feldenkrais Method）、亞歷山大技巧（Alexander technique）、高克蕾法（Gokhale Method）、魯爾夫動作（Rolf Movement）。這些療法實際涉及按摩的比例不一，主要目標是改變個人的習慣，而不是直接透過按摩來改變身體。調整身體姿勢常能降低身體各部位的肌肉壓力及緊張度，也有助於維持結構按摩的成果。

有幾項研究探討按摩對於疼痛管理的效果。多數研究的結論是，單獨來看，個別技巧的效益不大，不過如果能結合其他運動、教育，成效絕對大於個別療法。二〇一五年的一項研究檢視按摩療法對於纖維肌痛的效果，研究結論相當樂觀，其中指出按摩能大幅降低疼痛，改善焦慮及憂鬱 [21]。

阿育吠陀（Ayurveda）

阿育吠陀是印度傳統及替代醫學的古老系統，包含一套關於人體的信仰，涉及藥物及草藥的給藥方式。其根本原則是，萬事萬物都互有關聯，包括身、心、靈，而所有人都由五項基本元素組成：空、氣、火、水、土，這些元素組成三種「doshas」，意指生命力（或稱能量），而如果這三種力量不平衡，就會導致疾病。除了草藥處方外，也會搭配自然療法及生活型態方面的建議，目的是減緩疼痛、促進健康。基本上，阿育吠陀治療的是人的整體，已有研究開始檢視阿育吠陀作為疼痛管理附加療法的效果 [22]。

順勢療法

順勢療法的理論依據是以毒攻毒，這種替代療法受到大量批評，不過似乎在歐、亞許多地方仍相當受歡迎。其原理是，某種物質若能使健康的民眾患病，那麼以低濃度用在病人身上，就能治療症狀。多篇科學評論顯示，這種療法的證據品質低落，而且任何效益似乎都與安慰劑效應脫不了關係 23。順勢療法藥物的所含物質來自天然動植物萃取，稀釋倍數有時高達三十倍。

自然療法

這是一種全方位的治療形式，而且已存在數百年。自然治療師多半通曉各種自然療法，包括禁食、飲食營養、水分攝取和運動。他們也會搭配其他替代療法，例如順勢療法、針灸和草藥，也包括其他更新式的療法。自然療法的哲學是提供自然支持，幫助身體自癒。

矯正輔具和其他物理治療

雖然矯正與物理治療本身並不是身心療法，不過許多治療師都會使用這類裝置和輔具輔助其他療法。專科醫師常在患者術前或術後提供夾板、肌能系貼布、石膏來緩和各種疼痛症狀，有時即便沒有要動手術也會提供這類輔具。貼布是夾板的替代品，優點是更具彈性，患者的活動幅度更大。骨盤前傾和肢骨縮短的問題也可以使用其他形式的矯正器具，必要時可根據患者個人需求進行調整。

許多專業物理治療師的治療計畫中也常包括以下物理治療方法：

1. **低能量雷射療法**：品質優良的低能量雷射具有些許降低疼痛的

效益，不過由於知名度低，現今少有提供這種療法。

2. **磁療**：這種療法時而流行，時而沒落，屬於能量療癒的一種。

3. **經皮神經電刺激術**：這是一種相當具有經濟效益也容易使用的技術，醫院的急性疼痛團隊經常使用，也推薦用於慢性疼痛管理。其作用方式是增進局部血流量並封鎖脊椎中的部分「閥門」，阻擋從「疼痛」部位傳送至大腦的信號。患者可根據自己的需求調整電流頻率及波長。

4. **超音波療法**：物理治療師也常搭配超音波療法，這種療法有助提升血流、加速療癒。

5. **震波（或稱「衝擊波」）療法**：非科學文獻中越來越常見這種療法。其背後原理是，若某個部位療癒情況差，疼痛容易持續，而針對這些部位使用震波有產生攪動的效果，能誘發發炎反應，啟動身體的免疫系統來幫助療癒。

本章介紹超過三十種身心療法，研究顯示這些療法對於克服疼痛相當有效，比起傳統藥物或手術，效果有過之而無不及。這些療法的科學證據正在不斷累積，我鼓勵讀者多閱讀相關資料並親身嘗試，才知道哪些是你無痛思維工具箱中的新利器。

SUMMARY

- 身心療法正逐漸成為主流，廣受認可[24]。
- 他們具有絕佳效益，對許多疼痛症狀來說，效果不比藥物或介入措施遜色。

- 不過除了 CBT（認知行為治療）以外，多數身心療法缺乏具有說服力的證據，因此 NHS ／保險業者並不給付。
- 抱持開放的心胸，探索其他身心療法。
- 這些療法通常相當安全，少有副作用。建議把身心療法納入生活中，當作長期保養的選項，而不是一次性的治療或解決辦法。

PART 3
規劃疼痛藍圖

CHAPTER 10

融會貫通

舊世界中，你靠穿白袍的人「修理」你的問題；

新世界裡，你收集、組合與運用疼痛相關資訊的能力，

會是治癒的最快途徑。

——喬‧塔達（Joe Tatta），整合疼痛科學研究院院長

　　恭喜你讀到本書的尾聲了！讀到這裡，希望你已經瞭解疼痛是一種相當複雜的感覺，而且可能受到多種因素影響。

　　從正面來看，你現在已經知道藥物或介入措施可以有效管理痛覺，不過就算不存在痛覺，只要你知道你要對付的是敏感的神經及免疫系統，還是有其他有效的治療方法。

　　第二部介紹了 MINDSET 的各種策略，我們現在來看看如何加以精進。你可能覺得選擇太多了，不過我認為知悉越多選項，成功掌控身體系統、選擇有效方式的機率就越高。現實情況是：

- 不論是藥物、注射或手術，眾多介入措施具有療效的證據其實相當薄弱。

- 許多慢性疼痛的治療方式都無法獲得多數保險公司和當地 NHS 的給付。
- 疼痛是一種長期症狀，疼痛經驗中有許多部分是你可以掌控、加以管理的地方。
- 不論是下背疼痛、膝關節或髖關節炎，對各種疼痛症狀來說，越瞭解自己的身體和健康就越好，這樣才知道可以把哪些療法納入治療計畫中，而不是毫無準備。

為提供協助，我將本書所提到的疼痛策略分為以下三大類：

「被動」接受

在這個類別中，患者一般只需要遵從指示，被動接受治療就好。如果患者身上有明顯的痛覺成分，例如膝蓋腫脹、發燒，或是血液檢驗結果顯示感染指數升高，那麼藥物和手術通常會很有幫助。不過這些治療方式常有副作用，可能造成問題；而且一般來說價格偏高、等待時間長。

「合作」模式

在這個類別中，患者常會與治療師合作，時間長度不一，不過大概會有六至十二次療程，每次約持續三十至六十分鐘。這類療法部分會需要患者自行出力活動，在療程中及返家後做一些運動。這些療程也可以線上進行，相當方便。比起手術或藥物，這類療法多半副作用較少，不過比較耗時，也可能很昂貴。等待時間也不短，尤其是 NHS 所提供的療程。

「主動」進行

這些是由患者主動進行的療法。我認為官方應該要提供更多資源及支持，因為患者有時候並不清楚操作的內容、時間長度及頻率。

值得慶幸的是，自從新冠肺炎疫情爆發以來，政府、非營利組織及多家科技新創公司開始提供相關資源，協助患者管理自己的健康狀態（「獲得支持的自我管理」）。

這些療法通常相當安全，價格合理，甚至是免費的。不過這些療法會需要患者擁有高度自信與動力，相信自己能夠康復，對於為疼痛所苦的患者來說，有時候這並不容易。

「被動」接受	「合作」模式	「主動」進行
藥物	物理治療計畫	居家運動／自我按摩
注射和神經阻斷	疼痛管理計畫	穴道按摩／貼布
各種手術	背部復健計畫	經皮神經電刺激儀器
按摩／針灸	機能復健計畫	芳香療法／馬術治療／水療
整脊推拿	呼吸技巧／正念減壓／	冥想／正念練習／呼吸技巧
整骨療法	第九章提到的多數療法	瑜伽／太極拳
	瑜伽／太極拳	

你可能會發現，有些療法同時分屬兩種類別。許多療法，例如按摩或針灸，一開始可能是被動活動，不過之後治療師可能提供一些練習請患者回家做，接著與患者共同制定一份計畫，用於管理其他運動，所以這些療法可能同時屬於三種類別。

現在請檢視自己嘗試過的療法，請將他們分為兩類：有哪些帶來

短期成效，哪些沒有效果？同樣的，也將你還沒嘗試過的療法分為兩類：有哪些你完全沒興趣嘗試？哪些你有意願試試看？

現在觀察這兩類療法：能帶來短期成效的療法，以及你還沒試過但願意嘗試的療法，回答以下問題：

1. 可以線上進行嗎？

現在有許多諮商、物理治療和行為治療都可以透過線上、視訊或通話的方式進行。

2. 只能面對面進行嗎？或是你偏好面對面的形式？

只能面對面進行的療法包括徒手治療、針灸或注射等。

3. 如果是面對面進行，這些療法的形式屬於團體還是個人？

我通常比較推薦團體治療，因為患者能獲得同儕支持，團體成員瞭解彼此的疼痛狀況，能夠建立擁有共同目標的社群。不過對部分患者來說，個人治療可能也很有幫助。

4. 你的所在地附近是否提供這些療法？

方便參與是必要條件之一，需要長途通勤或漫長等候的療程都不適合。

5. 會有哪些持續性費用？

最理想的選擇會是「合作」模式，由治療師教導患者並培養其能力，逐漸朝「主動」進行的方向前進（「獲得支持的自我管理」或完

全主動）。由於疼痛是一種長期症狀，雖然「合作」模式會很有幫助，但如果頻率不低，長期下來費用可能很可觀。

主要屬於「被動」接受模式的藥物和手術最為昂貴，副作用也最多。而且這類療法很多沒有幫助，因此即便目前 NHS 免費提供，未來也不一定永遠如此。

最後，請根據自己目前的情況，填寫以下 MINDSET 範本：

藥物：你目前服用哪些疼痛藥物？	
介入措施：你正在等待接受手術或注射嗎？	與外科／疼痛醫師討論以下問題 ── 助益：介入措施有哪些助益？能否帶來期望中的結果？ 風險：介入措施有哪些風險？術後疼痛風險高低？ 替代選項：手術有什麼替代選項？ 無為：如果什麼都不做呢？
神經科學／壓力管理：你目前承受某種個人壓力或工作相關的問題嗎？	
飲食：你的日常飲食有多高比例屬於加工食品？約略的標準是，只要成分超過五種就算是加工食品。	早餐： 午餐： 晚餐： 點心： 飲料：

睡眠：你一天睡幾個小時（包括平日和週末）？哪些原因可能導致你的睡眠障礙問題？	
運動：你現在有時間／能力從事任何運動嗎？你一週有幾天可以快走三十分鐘？平均來説，你一週幾天實際從事運動？	
身心療法：你目前是否積極從事任何身心療法？持續多久了？你能長期維持嗎？	

神經可塑性

慢性疼痛患者對於疼痛已經養成某些習慣反應，如要培養新習慣，落實 MINDSET 計畫，就必須解開、改變舊習慣。我們在第五章談到，養成或改掉習慣時，大腦神經迴路觸發的方式也會改變。讀到這裡，其實你的大腦已經發生變化，也已經形成新的迴路。一生當中，我們的大腦能夠持續改變，這種可塑性就叫做神經可塑性。

如果大腦能夠學會沒有必要、過度保護的疼痛習慣，那麼大腦也可以忘掉這個習慣，以更安全、能確實提供保護的新習慣取而代之。我認為這個現象令人欣喜、充滿希望！

每種習慣都像是一個迴圈，疼痛習慣也是。首先通常會有某種提示或觸發條件，提示或觸發條件出現後，身體會產生渴望，促使我們做出反應，進而得到酬賞，例如用來減緩疼痛的藥物。你可能不認為

藥物算是酬賞，不過類鴉片等藥物和酒精、尼古丁都是作用於大腦中同樣的酬賞系統，所以對大腦來說，因服用藥物而釋放多巴胺作為酬賞的同時，習慣迴圈也已經完成[1]。

疼痛習慣的迴圈

提示／觸發條件→疼痛行為→迴避

提示／觸發條件→疼痛藥物→酬賞

改變習慣的過程等於形塑大腦，這並不容易，但並非不可能。想像學習新樂器或新語言的過程，放下疼痛就像一種新語言，一開始可能感覺很困難，不過隨著時間過去，一切會越來越容易，學習越來越快。

疼痛是一種安全及保護系統。不過你的大腦仍處於生存模式，依循已經養成的習慣容易得多，尤其是看似具有保護效果的習慣，像是疼痛時不要移動身體。如果想要說服大腦升級思維、改掉舊習慣，就要循序漸進、堅持不懈，最重要的是，要以安全的方式進行。還記得嗎？之前提過一起被觸發的神經會共同形成新的神經網路（見第 107 頁），在你的協助下，神經可塑性會努力建立新的神經網路。

踏出第一步時，去除危險提示並注入安全提示尤其重要，參加團體活動或尋求治療師的指導，在這方面具有優勢。

如何養成新習慣
→ 按部就班

美國神經科學家安德魯・胡伯曼（Andrew Huberman）形容神經可塑性是一種自我導向的適應可塑性（self-directed adaptive plasticity）；自我導向的意思是，可塑性必須由你自己主導。當提示出現時，大腦必須要選擇新的途徑[2]。

胡伯曼概略說明可塑性運作的步驟。第一步是把注意力放在新行為上。時間明顯偏短，甚至只有一、兩分鐘也沒關係，不過一定要確實付出注意與專注，這會釋放大腦中一種叫做乙醯膽鹼的化學物質。

專注力提升能使大腦產生正向的張力，進而分泌化學物質正腎上腺素。化學物質的分泌有「標記」新神經迴路的作用。每次啟動迴路（重複行為），標記就會更為明顯。睡眠有助於將標記寫入身體本能中，隨著時間過去，迴路變得更為穩固。最後，獎勵新行為有鞏固習慣的效果，你可以透過某種慶祝儀式來賦予成就感與趣味。從化學觀點來看，這能分泌多巴胺。如果新行為是在團體等社交環境中進行，大腦還會分泌催產素和血清素，這些激素都能提升幸福感，將新迴路和新習慣寫入本能中。

平均來說，新習慣的養成及確立要花上六十六天。幾個有助養成新習慣的建議包括堅持不懈、制定明確目標、為新習慣加上標記並去除舊習慣的標記、建立制度來追蹤目前狀態、尋找一路上相互扶持的夥伴[3]。你現在已經瞭解該如何運用這些步驟來形成新的神經網路，扭轉疼痛。

➥ 動力迷思

從事任何重複性高的新行為，我們常以為只要有動力就好，不過史丹佛大學教授 BJ・福格（BJ Fogg）說，動力常常時高時低、反覆無常，

不是值得信賴的夥伴[4]。更好的辦法是利用以下一系列步驟（改寫自福格的方法），把自己的理想目標與想要養成的習慣連結起來。

第一步：釐清一個具體的人生結果／價值，設定一系列能對應到這些價值的目標。	比方說，減緩疼痛，讓我能更常陪伴家人或與他們一起散步。
第二步：探索行為選項。腦力激盪，發想各種達到目標的方法。	比方說，花更多時間陪伴家人可以進一步區分為上午、下午或晚上的時光，相關活動可以是送孩子上學、一起用餐或傍晚一同散步。
第三步：選擇幾個容易辦到的行為，福格稱之為「黃金行為」，也就是自己想要做、也容易達成的行為。	比方說，與家人一起坐在餐桌前用餐也許就是一個快速又簡單的方法，誘發疼痛的機率很低，另一方面，一同散步目前來說可能還太困難。
第四步：起步慢慢來。	比方說，假如全程一起用餐太困難，可以考慮坐在餐桌前 2-5 分鐘就好。
第五步：尋找恰當的提示。	比方說，考慮設定一個錨點，也就是這個時間你原本就會做的某件事，將之與坐在桌前 2-5 分鐘的新習慣連結在一起。
第六步：慶祝成功。	比方說，每次完成都和家人擊掌慶祝。獎勵自己有助於鞏固習慣。

　　下列行為和習慣中，有哪些是你需要逐漸改變的呢？透過上述步驟一一改變吧。

- 新的睡眠作息。
- 新的減壓技巧。
- 微調自己的飲食。
- 新的運動／身體活動計畫。

➥ 情境依賴

習慣通常與情境有關，也就是說，在特定的環境中，我們可能會自動出現某些反應。舉例來說，如果你曾遭遇道路交通事故，每次開車或經過發生事故的路段時，你的肌肉可能開始緊繃、呼吸變得急促。某些引發疼痛的姿勢可能也有這樣的情況。

如果你有背痛的問題，你可能會注意到特定姿勢會引發背痛，因此你會千方百計避免這些姿勢。你心裡可能一直覺得彎腰或跪下等特定姿勢必定會造成肌肉痙攣和疼痛。而神經可塑性的原理是，如果神經系統學會特定迴路，早在你決定要彎腰之前，它就會啟動預先備好的現成計畫來繃緊肌肉，引發疼痛。這是一種過度保護的反應，不過你可以改掉這種迴路。

環境也很重要。對於來到疼痛管理門診的患者來說，這常是問題所在。他們學到了新習慣，不過回到家裡的舊環境中就難以維持下去，因為原有的觸發條件都還在，而新習慣迴圈形成的時間還不夠長，重複次數還不夠多，尚未固定下來。

詹姆斯·克利爾強調，如果要維持任何習慣，這些習慣必須顯而易見、具有吸引力、容易完成，同時帶來滿滿的成就感。養成新習慣的過程中，請記得以下訣竅：

- 參與團體（包括線上／社群媒體）是支持自己的好方法，有助維持習慣。
- 建立追蹤制度或利用科技應用程式來量測成果，鞏固習慣。
- 以小型慶祝來鼓勵自己，讓習慣養成的過程有趣又愉快。
- 暫時故態復萌不用擔心，這是大腦學習過程中正常的情況。
- 考慮把習慣變成一種儀式，像是早上起床去刷牙一樣自然。

大腦具有可塑性，在大腦重新編寫神經迴路的過程中，你是否以耐心和同理心對待自己？大約要重複四十四至六十六次之後，學到的習慣才會逐漸變成本能[5]。

制定疼痛發作因應計畫

疼痛發作相當常見，可能導致疼痛加劇、活動量降低，造成心情波動。不過你不必感到害怕，其實疼痛發作正是練習所學技巧的好機會，就好像學習理論、上過駕訓班課程後參加路考一樣，就算犯錯也沒關係。

我建議記錄疼痛日誌或利用智慧型手機的追蹤功能，看看能否找出可能導致疼痛發作的觸發條件。此外，也記錄疼痛化解的過程，你做了哪些事情來化解疼痛？這樣一來，你就是自己專屬的福爾摩斯，瞭解哪些方法對自己有幫助，哪些事情可能使疼痛惡化，讓自己做好準備。

發作檢查清單

疼痛發作時，你可以思考以下問題：

1. 你是否受傷或接受手術？是／否
2. 身體任何部位有無明顯可見的腫脹、發熱，或是發燒等其他感染跡象？是／否
3. 你是否做事情太拚命？是／否
4. 你的生活中有無情緒、身體、想法或人際關係方面的壓力源？是／否
5. 過去幾天你的飲食有無變化？是／否

如果問題 1、2 的答案是否定的，那麼你的疼痛可能不屬於傷害覺，因此藥物和介入措施可能沒有幫助。在這種情況下，搜尋 MINDSET 工具箱，練習其中的技巧，舒緩、安撫過度敏感的神經系統會是你的主要目標。

你當下應付疼痛發作的方式也會決定未來面對發作的情況，疼痛的持續時間及嚴重程度也都會受到影響，這是因為大腦每次都在持續學習。如果妥善處理，未來面對疼痛發作時就會越來越得心應手，疼痛的持續時間縮短，嚴重程度也會降低。

練習的過程中，你也許會找到更適合自己的活動或運動，因此這些技巧其實因人而異。不過我會建議大家都嘗試以下幾個常見技巧：

- **呼吸技巧**：著名作家暨一般科醫師蘭甘・科特吉（Rangan Chatterjee）提供五個簡單的呼吸技巧，3-4-5 呼吸法是其中之一[6]。

這項技巧簡單又有效，能協助你從威脅狀態回到放鬆狀態。首先吸氣三秒、屏住呼吸四秒，然後慢慢呼氣五秒。重複這個技巧三分鐘就能大幅降低壓力，疼痛發作時，也能降低疼痛感。另一種替代做法是 4–4–4 呼吸法。

- **進行身體掃描**（見第 223 頁）。
- **重新評估**你接下來一天的計畫。

疼痛發作因應策略	預先規劃的技巧
放鬆	3-4-5 呼吸技巧 身體掃描 漸進式肌肉放鬆法 如果以上都無效，可尋求藥物協助
分心	音樂 電影 社交聯繫 手機遊戲／虛擬實境應用程式
活動量	記下有幫助的活動模式 降低活動量，但不要完全不動 小幅度伸展、短程散步 應用調整步調的技巧
情緒管理	正向肯定 冥想 意象和心像法 與朋友談心／尋求人際聯繫

八十／二十法則

韋恩・喬納斯（Wayne Jonas）醫師偏好把安慰劑效應（見第73頁）稱為「意義反應」。他以具有說服力的論證說明，傳統生醫照護所提供的任何療法都只占你所需療效的兩成，剩下八成來自你對這些療法高度個人化的解讀，也就是每個人獨特的意義反應。真正的整合式健康意味著，患者必須主導自己的長期健康問題，與專業人士共尋安全、有效、能夠負擔的治療方式。這符合你能自行掌控的百分之八十，而非來自醫院專業人士的百分之二十。無痛思維所形成的計畫，能協助你充分發揮負責大部分療效的百分之八十。

面對任何疼痛體驗都要記得，其中部分傷害覺成分可能會對藥物或手術／注射有所反應，不過也一定要考慮「疼痛」及情緒的影響，這樣你才能施展更多因應技巧。

我希望本書為你提供一套工具，協助你管理並瞭解疼痛的其他面向，因為這些面向是接受再多注射、手術或藥物也不會改善的。

本章提供的新策略：

- 神經及免疫系統能夠持續學習、改變、調整適應，請充分把握這一點
- 鼓勵自己對疼痛多一分好奇心，少一分恐懼
- 說明值得嘗試的安全新技巧，協助你擺脫疼痛

然而，我認為這不應該是你一個人的工作，請你務必尋求其他章

節所提到的眾多療法及資源。當然,其中部分療法的證據等級目前還不達 NHS 的要求,因此 NHS 並沒有提供,保險業者也不承保,不過醫療照護專業人士正積極研究,搜集證據,希望讓患者受惠。

如果你認為本書為你提供知識與自信,而你希望更上一層樓、學習新技巧,那麼疼痛管理計畫會是你理想的下一步,這也正是下一章的重點所在。

SUMMARY

- NHS 提供的疼痛緩解技巧東缺西漏、項目有限,因此我建議你自擬一份清單,列出對自己有效的療法。

- 你的目標應該是學習技巧,收進自己的無痛思維背包中,而且有需要時能夠熟練運用。

- 你學到的系統及習慣會決定你能成功克服疼痛,或是只是好高騖遠。

- 神經可塑性意指神經系統可能使疼痛加劇,但你也能利用神經可塑性放下疼痛。

- 任何技巧都一樣,熟能生巧。

- 重新編寫神經網路的過程中,疼痛發作／復發是正常現象,因此我建議備妥疼痛發作的因應計畫。

CHAPTER 11

疼痛管理／復健計畫

你不需要改造自己也能成功做到持久改變。你只要了解如何讓人持久改變的科學，並創造一種與你個性切合的程序就行了。

——尚恩・楊（Sean Young），美國社會與行為心理學家

　　英國及各國多數疼痛診所會提供疼痛管理計畫（pain management programme，簡稱 PMP），其他國家可能使用的別名包括復健計畫、機能復健計畫或身心健康計畫。你可能也執行過這類計畫，也許它為你的人生帶來改變，也許你覺得沒什麼用處。醫療院所通常把疼痛管理計畫當作最後手段，只有在嘗試過其他一切策略，有時甚至包括多次手術後，才會拿出疼痛管理計畫。

　　我認為這完全錯了，應該反過來才對。我們應該盡早向患者說明 PMP 所傳授的道理，及早讓他們知曉這套策略。

　　PMP 是一套**培養技巧與習慣**的架構，是一套預先規劃的介入措施，為期六到八週，目標是訓練心理，透過各種行為及身體動作技巧，展開重新編寫神經系統的流程。多數 PMP 由心理學家、物理治療師、職

能治療師、護理師及醫師擔任主持，讀者所在地的 NHS 醫院應有提供這類計畫。

PMP 的核心架構可能以 CBT（認知行為治療）或 ACT（接納與承諾療法）為基礎（見第 218-219 頁），包含正念及同理心相關練習。認知及行為技巧也相當重要，因為多數疼痛患者的情緒也會受到影響[1]。患者根據自身價值及理想狀態設定目標是計畫中很重要的一部分。調整步調也是應該學習的重要技巧，因為接觸新動作或技巧可能很艱辛。PMP 也會視情況提供睡眠衛生、身體活動計畫、飲食等生活型態方面的建議。

不論是線上或面對面進行，提供 PMP 服務的醫療照護專業人士會先和患者及團體成員熟悉彼此，接著引導大家認識以下三項重要技巧[2]：

1. 控制呼吸

多數 NHS 計畫一開始通常會把焦點放在身體上，透過身體掃描及呼吸技巧教導患者瞭解自己的身體。

呼吸是少數我們能稍微控制的自主或半自主行為。我們沒辦法控制消化、荷爾蒙分泌，也沒辦法完全控制心律，但是可以控制呼吸。

配合身體調整呼吸節奏，我們能藉此穩定心情，達致平衡。心理穩定下來後，接著才能關注想法和行為。學到這個技巧後，你就有能力調整呼吸，避免受到負面想法或聲音影響。

2. 改變並修正過去對疼痛的反應

認識身體的反應後，你就能學習如何修正過去的反應，替換為更有效、更安全的新反應。

PMP 的優點

1. 通常是團體進行。關於技巧與習慣養成的證據顯示，團體的形式在各方面都很有利（見第 207 頁）。與有相同問題的人們交流，你可以從中獲得支持，找到互相監督扶持的夥伴。

2. 我們知道獨自面對疼痛是一大問題，PMP 的團體環境能減少疏離與挫折感，避免患者感到無助或喪失自尊。

3. 向他人學習。擁有同儕支持，知道和自己情況類似的人完成某項活動，這比起醫療照護專業人士的建議更有提振自信心的效果。你的「親身歷練」就是專業知識，可以與他人分享，改變他們的疼痛歷程。

4. 計畫主持人會盡量把學習新技巧的過程變成愉快的體驗，而不是艱辛的工作。

5. 除了指導動作之外，計畫主持人通常還會提供教育資訊，協助患者瞭解自己有哪些選擇。

6. 從經濟的角度來看，只要是周全的 PMP，通常會是最划算的選項，因為 PMP 單一計畫就會提供所有工具，患者不需要接受多個不同療程。

PMP 能協助你意識到自己的自動化思維 *、模式或傾向，把這些潛意識或無意識的自動化思維搬上意識的層面。意識到這些想法後，你就能選擇如何回應。你想要維持原有的方法，或是嘗試抱持開放心胸，換上不帶批判的眼光？

---

* 譯註：automatic thought，患者常出現的負面自我描述，例如：認為自己不夠好、不被別人喜歡等等。

3. 養成新習慣，充分運用神經可塑性

如果你想要實行新方法，就要抱持開放的心胸及好奇心。你會需要成長心態，把錯誤當作學習的一環，不要害怕犯錯。同樣的，嘗試新事物時，短期內你可能覺得疼痛似乎惡化了，然而堅持下去是成功的關鍵。

多數計畫會指派家庭作業，因為計畫的目標是協助患者培養「主動」進行的能力。**要記得，計畫的目的是領你踏入自我管理的大門，提供支持並傳授一套技巧，不過能否鞏固好習慣、將之內化成自己預設的行為模式，就要看你個人的修行了。**

一般 PMP 的流程大綱

我服務的醫院提供為期十週的 PMP，本院稱之為「XPLORE」，兼含 CBT（認知行為治療）及 ACT（接納與承諾療法）原則。患者填答基準問卷後，就會依照以下架構展開 PMP 流程：

第一、二次療程	介紹疼痛科學以及慢性疼痛在解剖和生理方面的意義，提供相關教育資訊。介紹呼吸技巧以及所有人都有的威脅、動員、撫慰系統。
第三、四、五、六次療程	繼續練習正念、保持心理彈性。鼓勵患者保持開放心胸，察覺自己的想法、疼痛、感受及行動。協助患者瞭解如果想要達到某些理想價值，必須採取哪些行動。教導患者接納某些感覺、分辨沒有幫助的想法。鼓勵運用心像和意象法並持續進行身體動作及活動。

第七、八次療程	介紹自我關愛，教導各種活動及運動，加強正念練習，介紹恐懼迴避的概念。
第九、十次療程	檢視各種溝通方式，分辨其中有幫助及沒有幫助的方法。制定疼痛發作因應計畫，供團體成員未來參考（見第248頁）。

你準備好參與 PMP 了嗎？

不論是患者自己或是評估患者情況的治療師，這個問題都不易回答。許多面對面團體 PMP 的等待時間很長，而且資金不足，因此數量供不應求。此外 PMP 療程密集，會需要患者配合其時間安排，準時參

如何參與 PMP

首先，請你聯絡一般科醫師，對方會將你轉介到當地開設這類計畫的疼痛服務中心。雖然我說明過參與團體 PMP 的好處，也的確這類計畫九成以上都是以團體的模式進行，不過仍有一些個別進行的選項，尤其如果你對團體環境感到不自在，或是因居住地偏遠等個人原因而無法定期參與療程，還是有其他選擇。

私人院所也會提供以上兩種模式的 PMP，也有一些智慧型手機應用程式及其他計畫相當方便、價格便宜。不論是面對面或線上進行，多數計畫都會提供其他資源，例如影片、音訊及書面資料。新冠肺炎疫情以來，線上 PMP 的數量大幅增加，可以滿足個別患者的需求。

加每週療程。

掌握神經可塑性是需要終身練習的技巧，不過其效益驚人。然而，許多人發現自己還沒準備好，於是參加頭幾次療程之後就退出計畫；有時甚至只參與第一次療程，發現 PMP 沒辦法治癒疼痛就宣告放棄。

積極的患者適合參加線上 PMP 或是嘗試我在「資源」一節所列出的「主動」療法。動力稍微不足的患者也許會需要額外支持，建議在參加 PMP 之前先瞭解自己的疼痛。

美國心理學教授詹姆斯・普卻斯卡（James Prochaska）和卡羅・迪克萊門特（Carlo DiClemente）建議在培養新行為或習慣之前，先在腦海中設想六個階段[3]。關於慢性疼痛，以下我將分別說明這六個階段代表的意義。看看自己目前處於哪一個階段？

第一階段：慎思之前 你認為疼痛一定有治癒之道或速效療法，你相信再多試一種介入措施或新藥就能永遠擺脫疼痛。你常覺得沒辦法控制疼痛。你知道導致疼痛的原因。	你可能仍在接受「被動」療法，你還沒準備好做出改變或自行管理，沒辦法接受新想法。你需要專業人士的協助，需要有人協助你釐清觀念。**你還沒準備好參與 PMP。** **醫療照護專業人士（簡稱 HCP）所需採取的行動：協助你提升意識、提供教育資訊。**
第二階段：慎思 你變得更開明、更具好奇心。你願意衡量風險與效益。你開始懷疑自己過去深信不疑的理論。	你準備好接受「合作」模式的療法。你需要較多主動支援，協助你自我管理並提升對技巧掌握能力的自信。**你可能已經準備好參與 PMP，踏上無痛思維的旅程。** **HCP 所需採取的行動：協助你做出改變。**

第三階段：準備 你準備好積極參與。你需要廣泛閱讀，瞭解新知，進一步認識疼痛、情緒及健康。	你已經準備好接受「合作」模式，或是在獲得支持的情況下進行「主動」療法。合適的支持與指點對你有益。你已經具備部分知識與技巧，不過適當的支持仍然有幫助。你願意接受新觀念。**你已經準備好參與 PMP。** **HCP 所需採取的行動：適當的指點。**
第四階段：行動 你正在練習並學習技巧。你有能力從事多種新行為，充分瞭解自己在控制疼痛的過程中扮演什麼角色。	你準備好進行「主動」療法。適時的支持、合適的資源、知識、自信及技巧對你有益。**額外的 PMP 或線上形式可能對你有幫助。** **HCP 所需採取的行動：指點線上資源。**
第五階段：維持 你正在學習更新、更好的技巧，嘗試疼痛自我管理的新方法，新習慣也已經養成。神經可塑性已經完成。	你知道自己什麼時候需要協助（「合作」模式），也知道什麼時候可以展開「主動」療法。**需要時，你能找到資源，能充分掌握自己的健康及用藥。** **HCP 所需採取的行動：指點線上資源。你可以協助其他患者。**
第六階段：復發 疼痛可能復發。有時你會重拾依靠藥物／介入措施的舊習慣。	疼痛控制常發生這種情況。一般來說，撐過疼痛發作之後，你會有所改善、進步。不過發作時你會需要協助，也需要重新審視、調整計畫。「合作」模式對你有益，重複第二至五階段時也需要鼓勵與支持。**額外的 PMP 可能對你有幫助。** **HCP 所需採取的行動：提供安慰、避免過度治療、協助更新自我照顧計畫。修正、改善疼痛發作因應計畫。**

SUMMARY

- 基本上，PMP 是培養新技巧、提升克服疼痛自信的良機。

- PMP 所教導的核心技巧包括控制呼吸、修正舊有反應、學習新模式。

- PMP 是 NHS 核准提供的療法，線上及面對面實體模式皆有。

- 瞭解自己處於改變的哪一個階段，這能幫助你判斷自己是否準備好進行 PMP。

- 雖然進行 PMP 需要付出時間，但能帶來終身的改變，十分值得。

CHAPTER 12

未來展望

醫師真正的職責是建立聯繫、瞭解、認識患者生命的全貌，
並發揮同理心，根據患者對世界的獨特體驗來裁量照護方式。
──傑佛瑞・雷迪格（Jeffrey Rediger），美國精神科醫師

每週至少一次，我會在報紙或網路文章中讀到某種對付慢性疼痛的新法寶、新希望，這些報導多數只是炒作或是網站、雜誌的點擊誘餌。然而在這些喧囂之中，確實有一些耐人尋味、可能具有驚人效果的新療法，專家學者正在積極研究當中，部分在英國已經可供患者嘗試使用，也有許多療法仍處於各個試驗階段。

好消息是，雖然部分療法的主要治療對象是受痛覺所苦的患者，不過多數的主要目的是安撫神經及免疫系統，避免強化疼痛。

醫用大麻

大麻已經存在數千年，然而過去七、八十年來，大眾視之為危險

的誘導性毒品＊，可能帶來重重問題。雖然以上看法仍然成立，不過大麻無疑也具有廣泛的醫療用途，尤其可以用於治療多種神經性病變疼痛和可塑性疼痛。我們現在知道，除了交感（戰／逃）及副交感（休息／消化）神經系統外，人體還有內生性大麻系統（平衡／和諧），可以於體內自行生成大麻[1]。

　　大麻受器 CB1 是體內最普遍的受器，一般認為內生性大麻系統負責維持人體的整體平衡及恆定。大腦／身體免疫系統（神經膠質細胞）也具有大麻受器（CB2），可能是大麻似乎能減緩特定可塑性疼痛的原因。雖然在我寫作本書時，支持使用大麻的證據說服力仍不足，但我確信未來幾年內將有所改變。

調節神經膠質細胞（小神經膠質細胞和星狀神經膠細胞）

　　知道脊椎和大腦可能使疼痛加劇後，我們發現免疫細胞（活躍的小神經膠質細胞）是造成慢性疼痛的關鍵，研究人員正在測試可以抑制或降低小神經膠質細胞活性的新藥及療法。具有潛力的已上市藥物包括米諾四環素（一種抗生素）和醫用大麻。其他正在積極研究中的藥物包括糖尿病用藥二甲二脈和羅格列酮（rosiglitazone）[2]。藥物以外的選項包括 omega-3 多元不飽和脂肪酸、薑黃、假馬齒莧（印度傳統醫學中的一種藥草）及多種亞洲香料，這些成分皆能減少活躍神經膠質細胞所分泌的炎性化學物質[3]。就連禁食、生酮飲食和瑜伽、冥想等技巧也能調節小神經膠質細胞。

　　＊譯註：容易誘使吸食者服用其他危險性更高的毒品。

免疫療法

在部分情況中，慢性疼痛患者的免疫細胞會分泌多種炎性化學物質（細胞激素），釋放至關節炎患部及神經系統中。因此用於類風濕性關節炎的單株抗體（或稱「單源抗體」）正在試驗當中，還有幾種關節炎疼痛的靜脈注射藥物也正在試驗當中。

再生療法

再生療法屬於介入措施，種類廣泛，以注射為主要形式，近來相當流行。較古早的再生療法如增生療法（prolotherapy）已施行數十年，用於治療關節韌帶或軟組織鬆弛而引發的疼痛問題。藥劑注入體內後，能促使身體免疫系統完成治療工作，藉此減緩疼痛。較新式的再生療法會抽取患者血液，分離出其中的生長因子和血球，再將富血小板血漿注射於疼痛部位[4]。由於血小板含有生長因子，因此能促進治療、降低疼痛。當然，這種療法比較適用於疼痛主要來自傷害覺的情況。

間質幹細胞（或稱「間葉幹細胞」）

這些細胞位於骨髓中，仍保有分化的能力，能夠製造、修復身體各種組織。你可以把間質幹細胞想成潛在的變形細胞，他們通常可以分泌化學物質，促進修復並安撫免疫及神經系統。目前有數項動物及人體研究正在進行，調查間質幹細胞對各種慢性自體免疫疾病及背痛、神經性病變疼痛的效益[5]。

跨顱磁刺激

這是一種非侵入性的安全技術，用於治療可塑性疼痛。這種技術

會產生磁場並作用於患者頭部，磁場通過腦部表層的區域，改變觸發神經連結的方式[6]，也能降低小神經膠質細胞和星狀神經膠細胞的活性。這種技術可應用於多種疼痛症狀，不過證據尚不足以判斷對哪些患者會有效。

神經調節

這是一個廣泛的統稱，泛指任何電療技術，作用方式是將電極貼片貼在背部脊椎處或頭部，向神經系統各部位放出低能量電波。NHS已開始為特定種類的神經性病變疼痛提供這項療法，針對其他類型之傷害性疼痛的療效也正在累積實證基礎中。神經調節可能可以減弱傳送到腦部的傷害信號，也可能可以改變脊椎小神經膠質細胞的機能，減緩脊椎層次的發炎情況。除了刺激脊椎和大腦外，迷走神經也會對各種刺激技術產生反應。目前正測試以迷走神經刺激器治療多種疼痛與情感疾患，同樣的，其原理是影響大腦免疫系統，調節神經發炎。

虛擬實境 （Virtual reality，簡稱 VR）

隨著價格越來越便宜，VR 現已開始用於治療多種急性疼痛症狀，目前也在測試 VR 對於多種慢性疼痛問題的療效。VR 主要運用分心技巧，將患者注意力轉移至疼痛之外的事物（焦點轉移），此外也能協助培養技能（透過提醒功能教導呼吸技巧，或在沉浸式的互動情境中帶領患者認識疼痛）[7]。我們需要更多研究才能有效辨識哪些患者適合使用這種療法、哪些 VR 內容效果最佳，不過展望令人期待，而且目前看來副作用風險很低。

表觀遺傳學

表觀遺傳學英文為 epigenetics，其字首 epi 意指「在……之上」、「除……之外」，因此表觀遺傳學探討的是傳統遺傳學「之上」或「之外」的因素。簡單來說，我們現在發現，基因及其遺傳性質並非決定一切的因素。如果細胞內的 DNA 會指示細胞該生成什麼物質，那麼表觀遺傳學研究的就是可以「開啟／關閉」基因的因素，進而改變身體最終生成的結果。這些表觀遺傳學因素可能來自環境、個人面對的壓力、攝取的食物或是接觸到的化學物質。因此，如果說遺傳學為健康的「手槍」上膛，表觀遺傳學才是扣下扳機的關鍵。表觀遺傳學對於生活及慢性疼痛的啟發是，我們可以透過調整生活型態、飲食／營養、身體活動及壓力，改變基因寫好的人生劇本[8]！

數位追蹤工具／穿戴式裝置

這類技術幾乎已經成為主流。不過科技仍在演進中，目前出錯的機率仍高，但隨著輸入軟體的資料越來越多，準確度也會提升。更重要的是，這類數位裝置可以是你的監督教練或習慣追蹤工具，我們衷心期待這樣的發展，因為這代表患者可以依照自己偏好的方式與時機促成行為改變。用於減緩焦慮及情緒管理的應用程式也極為風行，習慣養成應用程式可以輔助這個過程。

對社會的益處

瞭解無痛思維的原則並加以練習不僅對你自己有利，也對整體社會及醫療照護體系有益。

我能做些什麼？

- **培養能力**：如果你想要減緩疼痛、重拾健康，那你不能只把注意力放在被動接受的治療方法，也要運用本書概念及其中介紹的工具，培養自己的能力、提升自信心，主導自己的疼痛管理並克服疼痛。

- **教育他人**：疼痛管理不佳的情況之所以如此氾濫，一大原因就是醫療提供者缺乏各種疼痛管理技巧的相關認知與訓練。疼痛相當複雜，但這不是提供糟糕照護、錯誤資訊的藉口，更不該繼續相信錯誤、過時的資訊。你可以運用本書資訊，針對疼痛計畫與你的醫療照護專業人士進行知情討論，或者乾脆送他們一本！

- **支持適當的資金分配**：我們願意為手術花費鉅資，因為我們以為那就是解決之道。不過平均每五次手術就有一次無效。地方的疼痛服務中心應該設有資助機制，為本書介紹的各種整合療法籌措財源。你可以籲請當地民意代表或臨床委員會小組（Clinical Commissioning Group）／基層醫療照護網路（Primary Care Network）關注這項議題。較長期的復健計畫能在身體機能與生活品質方面達成更實際的成果，這些服務應該獲得資金支持。

推廣健康源生（salutogenesis）

「健康源生」的概念由醫學社會學教授亞倫·安東諾夫斯基（Aaron Antonovsk）提出。「健康源生」注重維持人類身心健康所需的整體條件，而不像現行的生醫模式只著眼於「治療」疾病[9]。我可以理解手機的確有一些隱私顧慮，不過我認為手機具有促進健康源生的潛力。手

機就像一個資料中心，可以整合你個人健康資料的所有面向，例如體重、攝取食物和身體活動模式。你可以將這份資訊提供給醫療照護專業人士，再共同運用無痛思維的各項策略量身制定專屬計畫。手機也能促成行為改變，如果我們能為這些可量化、可測量、微小但可見的健康行為推一把，我相信這能為醫療照護體系帶來重大轉變。

大腦力量的新認知

我們必須透過各級教育機構（學校、大學，特別是醫學院）以及整脊、護理、物理治療院所等醫療照護專業教育環境，宣傳大腦及脊椎神經可塑性及適應能力的相關知識，推廣無痛思維的成長心態。

現行關於疼痛的思維模式是錯誤的，過去三十年來部分不必要的高額醫療照護開支也是由此而來。如果這種現象要有任何實質改變，那麼教育部門（尤其是醫療照護教育）就必須快速、妥善地彌補這項缺失。

我們很高興看到大學院校已開始向年輕人提供各種生活型態及身心健康策略，這個年紀吸收到關於疼痛、成長心態及神經可塑性的正確資訊，效益可以持續一輩子。

機構支持

在機構的層級，機構組織應該要肯定身心之間存在連結，重視傷害覺與疼痛之間的差異。目前保險公司只給付手術、注射等短期的傷害覺介入措施，不過同是長期症狀，癌症屬於承保範圍，但慢性疼痛的身心療法不受保險公司承認，也無法申請給付，其實兩者都對生活品質有重大影響。

NHS 也應該要鼓勵改變習慣及行為。公司應該提供誘因，運用獎勵機制來鼓勵員工改變習慣，提醒他們更注意自己的健康、更積極掌控身心健康狀況。

社區及基層活動

在地方政府及公共政策的層級，我們應該要推廣疼痛科學的教育資訊。澳洲公共衛生活動已在這方面獲得非凡成就，研究人員主導的舉措也有不錯的成果，洛立瑪·莫斯里教授發起的「疼痛革命」（Pain Revolutions）就是一例。在英國，「翻轉疼痛」（Flipping Pain）是由「連結健康」（Connect Health）組織與 NHS 提賽德大學（Teesside University）共同發起的舉措，同樣屬於基層性質的教育活動，向林肯郡（Lincolnshire）當地居民提供健康資訊。

在全國層級方面，我們需要更多類似的活動。我們知道，研究證據通常需要十至十五年的時間才能真正轉化為患者福祉。不過那是在社群媒體及網路使用尚不普遍的年代，在新冠肺炎疫情期間，我們看到新藥、治療方式／療法、疫苗的相關資訊能快速流通，因此已經無法再忍受長達數年的延遲。

普遍的管道

關於部分身心療法、營養策略、睡眠及運動技巧的成效，目前證據相對缺乏，患者應與照護提供者就此進行坦誠的討論與辯論，並根據當地民眾的需求提供量身設計的方案。針對某些病症所提供的療法相對普及，我們可以與其他志願團體與慈善機構合作，向更多患者廣泛提供這些療法。畢竟，假如患者承受的是化療引致的癌後疼痛，他

們通常可以獲得芳香療法、針灸等身心療法，這對於他們的情緒及疼痛都很有幫助，那為什麼非癌症疼痛的患者就無法接受這些療法呢？

挑戰與解決方案

我瞭解，要扭轉或改變整個社會的觀念並不容易，也非一蹴可幾。不過這是可能實現的，世界上許多地方都正朝這個目標邁進。

以價值爲本的醫療照護

以價值為本的醫療照護，其定義是在照護品質、效率、效果、費用及患者滿意度方面，為患者提供最高價值。美國整合醫學及疼痛醫師韋恩・喬納斯於所在地的醫療照護體系中應用身心醫學原則及各種療法[10]。他會對患者的「療癒」環境進行鉅細靡遺的評估，協助團隊瞭解該患者的心理社會因素。

社區參與

網路似乎能縮短距離，但疼痛患者生活、工作、互動的場所仍以當地社區為主。培養患者尋求社區協助的能力，與當地社區／地方議會合作，提供社會處方*等資源，有助於患者融入社區，強化社會聯繫。

健康經濟學家暨行動倡議者詹姆斯・馬斯科（James Maskell）在其著作《社區療法》（*The Community Cure*，暫譯）中關注寂寞與非傳染

---

* 譯註：social prescribing，請患者參與藝術、運動、自願服務等各種性質的社區活動，提升其身心健康。

疾病的問題，也點出醫療缺乏開明進步、鼓勵參與、貼合個人需求的策略 11。增進人際連繫、組成地區性同儕支持網路是值得實行的建議。

創傷知情與回應式照護 *

　　如要成功、永續地實施以價值為本的醫療照護，就必須採納創傷知情的照護方式 12。當患者面對人生中大大小小的創傷事件（重大手術／癌症／虐待／霸凌等）、他們經歷這些事件的方式（再加上過往經驗）會決定事件負面影響的程度。這些創傷如果加上其他環境因素（營養不良／社交聯繫貧乏／缺乏支持／復原力低落），就可能導致壓力及神經發炎，使疼痛加劇。瞭解、正視這些因素並妥善回應是康復的關鍵。注意到這些現象並致力於制定個人化的回應式計畫，以謹慎且具有同理心的方式處理各個面向，才是追求無痛思維的不二法門。

新冠肺炎與疼痛

　　新冠肺炎疫情對我們的生活造成巨大影響。這次創傷事件對多數人帶來重大創傷，影響不限於身體層面，更涉及心理健康。疫情也對社會帶來衝擊（封城的孤立、衰退、裁員與失業、虐待／暴力事件增加），這些都是潛在的壓力源，可能使神經及免疫系統變得敏感。

　　病毒本身會使患者全身免疫系統過度活躍，可能對許多器官造成損傷。雖然多數患者能夠康復，不過我們開始發現，可觀比例（十分之一）的患者可能出現後遺症，其免疫及神經系統將會持續處於過度

---

* 譯註：responsive care，指能夠注意、瞭解患者的需求並及時提供適當回應。

敏感的狀態中。任何人都可能出現這種情況，但如果原本就有醫療問題、曾進加護病房或器官系統受到急性損傷者風險更高[13]。「新冠長期症狀」或「新冠後遺症候群」指的是患者在急性感染十二週之後持續出現令人虛弱的疲憊感、疼痛、腦筋渾沌、心理健康惡化等其他症狀。研究人員仍在積極調查這些癥狀是由持續性神經發炎、殘留病毒，或是「細胞激素風暴」造成器官損傷所引發。

現已成立評估、研究這類患者的專門診所，不論患者在染病期間是否曾經住院皆為診察對象。少部分新冠長期症狀患者會有心肌或肺部組織受損的跡象，不過以整體新冠長期症狀患者來說，他們最常見的症狀包括疲勞、疼痛、焦慮感加深、呼吸障礙，這些問題都源自神經免疫系統過度活躍。如果患者同時承受孤立、失業、睡眠障礙等負面創傷事件的額外影響，再加上攝取大量不健康的速食、身體活動量降低，那麼神經免疫系統可能變得更為敏感，再加上前幾章提到的諸多因素，疼痛加劇的機率就會大幅提升。

閱讀本書後你已經瞭解，長期管理、安撫敏感系統的唯一方法就是從生活型態的主要支柱著手：營養、身體活動、睡眠、放鬆（身心）技巧、社交聯繫與社群。雖然疫苗接種正在進行中，不過疫苗無法治癒新冠肺炎，而新冠長期症狀目前尚無獲得證實的藥物療法。因此，管理疼痛與疲勞時，留意並整合無痛思維的所有重要組成分子，其重要性更勝以往。

新冠長期症狀診所也會傳授本書所討論的諸多技巧及建議，提供睡眠、步調調整、營養、身體活動、呼吸及放鬆技巧相關課程。運用診所指導的技巧，再搭配無痛思維工具箱，將有助於早日康復。

SUMMARY

- 有幾項更新穎的治療策略具有大幅改善疼痛的潛力。
- 社區是疼痛患者的潛在支持來源。
- 創傷知情的照護策略是未來個人化、永續醫療的關鍵。
- 運用各種無痛思維策略有助改善新冠長期症狀。

結論

那是個黑暗、陰鬱的跨年夜。那年是一九九四年,彼特三十一歲,深受背痛所苦已逾三年,而且絲毫沒有好轉的跡象,這令他生不如死。他發現自己開始思索是否該結束這一切,彼特心想:「人生還有什麼意義?人生不該只有疼痛。」

彼特以畫家及室內裝潢為業,他的背痛起自工作時某次稀鬆平常的扭腰動作。他想不起任何觸發條件或創傷,他對背痛束手無策。

一九九〇年代,醫學知識快速累積,不過大概還不夠快,而且方向也不對。彼特尋求一般科醫師及專科醫師的協助,想要治好疼痛。以他自己的話來說,他「換過一個又一個醫師、物理治療師、任何類型的醫療專業人士;任何人只要保證可以治好我的背痛問題,我都買單。每次接受按摩或針灸療程,我踏進診所時的想法都是:這次一定就能永遠消除疼痛了。」

不過每次療程之後,彼特只是更加失望。他接受過類固醇注射,但也不見成效。疼痛開始影響他的情緒及自尊,憂鬱症及睡眠障礙開始浮現,令他無法工作。

最後,彼特被轉介到當地 NHS 醫院的疼痛管理計畫。在當時,英國這類計畫相當特別,數量少之又少。據彼特所說,疼痛管理計畫改變了他的一生。計畫教導他可以做些什麼來照顧自己的疼痛,這也是他首次重拾信心,學習照顧自己、管控疼痛的必要技巧。

他也是在執行計畫時才瞭解傷害覺與疼痛的差異,他發現之前求診的醫療專業人士都沒有區別其間差異,只是一味期望治好傷害覺之

後，疼痛就會隨之消失。彼特知道可以區分傷害覺和疼痛後，他把重心放在自己能夠從事的活動和可以照常進行的生活機能，這給予他面對疼痛的力量，這也才發現自己的問題並非來自傷害覺。

從那時到現在已將近二十七年，過去二十年來，彼特‧摩爾（Pete Moore）成為疼痛自我管理的倡議者兼看板人物。他瞭解到，疼痛可以克服，而且不需倚靠藥物或介入措施。其實，彼特沒有服用任何藥物。二〇〇〇年時，他重返職場。彼特估算自己請病假靠救濟金度日時，國家支付的治療費用超過三十五萬英鎊。彼特的背痛沒有完全消失，而且隨著時間過去，陸續又出現關節炎、前列腺癌等其他問題，不過他都一一勇敢面對。由於落實自我管理計畫，他從不依賴藥物或醫療照護專業人士替他「消除」疼痛。拋開根本錯誤的大前提，不再只是一味尋求被動的藥物或速效的手術療法，這讓彼特有機會以全新的角度認識疼痛。他瞭解自己可以運用數種方法減緩疼痛，在部分情況下，甚至可以使疼痛完全消失，重拾某些過去所熱愛的活動。

他現在可以騎自行車、長途開車，你可以在他的社群媒體檔案中看到豐富的生活。他是兵工廠足球隊的長期球迷，現在也能積極追蹤賽況。最重要的是，過去二十年來，彼特持續自我管理，推出「疼痛工具箱」（Pain Toolkit），經翻譯及改編，推廣至全球一百多個國家。彼特與其他患者權益倡議人士及醫療照護專業人士合作，開創新局面，為慢性疼痛患者提供他們迫切需要的支持。

彼特‧摩爾落實自我管理原則，成功克服疼痛，這樣的經歷值得我們仿效。各位讀者讀到這裡，立足點就和彼特當初完成疼痛管理計畫時一樣，不過現在比以前更容易接觸到各種疼痛新知。

你有各種選項可以嘗試，你可以自行選擇，制定適合自己的計畫。

最大的問題通常是，患者需要協助時，優秀、高品質、值得信賴的人員、網站或機構難尋。這是一般民眾的一大障礙，他們不知道自己在網路上讀到的資訊是否可靠，希望這本書提供的知識能讓你更有自信作出判斷。

關鍵在於，你是否做好準備，是否相信自己有能力改變並克服疼痛？如果你能接納這些觀念，那我們的立足點比以往好上許多，能夠幫助更多人像彼特・摩爾一樣克服疼痛，實現神經可塑性的威力，重新編寫大腦迴路。如果你能以正確的方式前進，輔以充分支持，採取健康的生活型態措施，那你就能反轉壓力與發炎對神經及免疫系統的影響，成功克服疼痛的機率相當樂觀。

如果慢性疼痛是你人生至今擺脫不去的問題，我希望這本書能幫助你瞭解自己擁有哪些選項，賦予你掌控的能力。只要握有掌控能力，你就能學習調適疼痛，隨心所欲。一旦你瞭解疼痛是自己而非別人應該修正的問題，你就是真正的決策者，你可以選擇自己的目標。

如果你願意學習自我管理的技巧，進一步瞭解治療選項，那你就能判斷自己能夠管控的範圍，也知道何時該尋求醫療照護專業人士的協助。這也正是本書的目標：為你提供知識與自信，讓你知道只要採納無痛思維，就能克服疼痛、提升生活品質、揮別苦難。

致謝

　　寫作這本書讓我有機會站在疼痛領域眾多傑出巨人的肩膀上，要將他們的學識精華濃縮成診所中患者覺得實用的資訊，這份工作相當艱難，甚至可說是不可能的任務，但最終帶來滿滿的成就感。展開工作時，我發現自己踏上全新的未知領域，如果沒有許多重要人士貫徹始終的支持與陪伴，也不可能有這本書的成果。我很幸運有那麼多人陪伴在我身邊，為我提供建議。如果我沒有提到你的名字或漏掉某些人，在此致上深深的歉意，這絕對是無心之過。

　　感謝我親愛的孩子悉達和曼雅，你們為我的工作賦予目的與意義。

　　感謝我傑出的父母、姊妹、姊妹夫與眾多姻親，感謝你們無條件的支持與關愛，你們也是我最忠實的粉絲。

　　向我太太夏拉達獻上我永遠的愛、仰慕與感激，你是我生命中穩固的巨石。你縱容我的「中年危機」，不只支持我寫作這本書，還鼓勵我到亨利商學院（Henley Business School）研讀商業，替我應付相關雜事。謝謝你付出無條件的愛、持續的支持與鼓勵，替我承受家庭生活的壓力，讓我有追求夢想的自由。

　　感謝艾米爾，謝謝你相信我、鼓勵我將自己的知識與經驗編寫成書，你看見其中潛力與能為患者帶來的價值。特別感謝我親愛的朋友耳鼻喉科醫師兼傑出漫畫家 Rajanikanth T.V.，感謝你在繁忙的手術日程中撥空畫出形似羅丹《沉思者》的骨架圖。

　　謝謝所有在我寫書時撥空、花心思與我談話的同事、患者、朋友，包括（順序不具任何意義）：普拉文（Praveen Nandra）、班（Ben

Mynott）、拉胡爾（Rahul Seewal）、理查（Richard Harrison）、魯帕（Rupa Joshi）、彼特（Pete Moore）、貝桑（Betsan Corkhill）、蒂娜（Tina Price）、露易絲（Louise Trewern）、尚恩（Sean Jennings）、露西（Lucy Pickup），謝謝你們讓我在書中提及你們的經歷。謝謝露西，你運用內在的復原能力成功克服逆境，你是大家閃耀的模範。特別感謝貝桑和哈麗特，謝謝你們閱讀本書的諸多篇章並給我意見回饋。我想要感謝眾多患者及同事閱讀本書初期的草稿，讓我獲益良多，謝謝你們大家，在此就不一一指名了。

謝謝我在皇家柏克夏醫院與 IPASS 的優秀同事（護理師／物理治療師／心理醫師／行政人員／研究顧問醫師）。你們默默見證、支持我的想法，鼓勵我追求願景與夢想，說再多都不足以表達我的感謝。從你們身上我學到很多關於患者及照護方式的知識，徹底改變我看待疼痛患者的方式，幫助我進一步瞭解他們。

感謝激勵人心的導師，像是喬·塔達、阿倫·巴斯卡（Arun Bhaskar）、拉傑什·蒙格拉尼（Rajesh Munglani）、拉維·庫瑪爾（Ravi Kumar）與蘭古·耶爾（Rangu Iyer），謝謝你們的建議、指導以及意見回饋，不只在本書寫作過程中讓我獲益匪淺，也是我人生的明燈。

特別感謝《即刻治療疼痛》（Heal Your Pain Now，暫譯）的作者暨整合疼痛科學研究院院長喬·塔達，謝謝你允許我在本書第六章使用你的炎性及健康飲食問卷。也要感謝喬開設的慢性疼痛機能營養課程，這門課提供豐富的建議與知識。課程為對慢性疼痛營養學感興趣的醫療照護專業人士提供彙編完善的優異資源。

感謝 Vermilion 出版社的所有團隊成員，謝謝你們相信我、相信這本書，並在寫作期間提供支持，我特別要感謝山姆（Sam Jackson）、

茱莉亞（Julia Kellaway）和瑪塔（Marta Catalano）。茱莉亞的大力支持讓我獲益良多，感謝她讀完我冗長雜蔓的初稿，妙手修改成神奇可讀的篇章。

我也要深深感謝夏雅（Shaa Wasmund），她的新手作者線上課程給了我信心，鼓勵我向 Vermilion 出版社提出本書的想法，後來的結果就不贅述了。

最後，感謝我行醫師涯二十五年來看過的所有患者，謝謝你們以各種方式讓我認識疼痛的無數型態與面貌，對此我永遠感激不盡。特別感謝艾莉絲（Alice Gostomski）和雷丁纖維肌痛支持小組的所有成員。

我的眾多疼痛患者克服一切障礙，活出更豐富的人生，對此我驚嘆不已。還有許多其他患者曾經向我分享自己的經歷，述說他們如何管理疼痛、面對人生、邁向無痛境界，不過本書篇幅有限，無法一一收錄，謝謝你們撥空與我分享。

額外資源

延伸閱讀

　　你可能會對以下書籍感興趣：

- Paul Christo, *Aches and Gains* (Bull Publishing, 2017)
- Shelly Prosko and Marlysa Sullivan, *Yoga and Science in Pain Care* (Singing Dragon, 2019)
- Joe Tatta, *Heal Your Pain Now* (Da Capo Lifelong Books, 2017)
- Sean Young, *Stick With It* (Penguin Life, 2018)，繁中版名為《恆毅力的七堂課》，天下文化出版

　　如果想要進一步閱讀、深入瞭解身心療法，請參閱以下書籍與 ATrain Education 提供的資源：

- Margaret Caudill-Slosberg, *Managing Pain Before It Manages You* (Guilford Press, 2016)
- Frances Cole, Helen Macdonald, Catherine Carus and Hazel Howden-Leach, *Overcoming Chronic Pain* (Robinson Press, 2020)
- Cindy Perlin, *The Truth About Chronic Pain Treatments* (Morning Light Books, 2015)
- ATrain Education「輔助、替代與整合療法」，網址：atrainceu. com/content/16-complementary-alternative-and-integrative-therapies

線上資源

➥ 正念應用程式

- Aura，網址：aurahealth.io
- Breethe，網址：breethe.com
- Buddhify，網址：buddhify.com
- Calm，網址：calm.com
- Headspace，網址：headspace.com
- Palouse mindfulness-based stress reduction，網址：palousemindful-ness.com
- Sattva，網址：sattva.life
- Smiling Mind，網址：smilingmind.com.au

➥ 飲食與營養

- 無麩質食物：healthline.com/nutrition/gluten-food-list#foods-to-eat
- 升糖指數：glycemicindex.com
- 「That Sugar Movement」計畫：thatsugarmovement.com
- 骯髒十二清單：pan-uk.org/dirty-dozen-and-clean-fifteen

➥ 睡眠

- NHS 睡眠自評：assets.nhs.uk/tools/self-assessments/index.mob.html?variant=72
- 睡眠週期：sleepcycle.com
- 「Sleepio」計畫：sleepio.com
- 「Sleepscore」應用程式及裝置：sleepscore.com

- 睡眠委員會三十天睡眠計畫：sleepcouncil.org. uk/advice-support/sleep-tools/30-day-sleep-plan
- 睡眠基金會專文「良好睡眠衛生」：sleepfoundation.org/articles/sleep-hygiene

➥ 身心療法
- 身體掃描：soundcloud.com/diarmuiddenneny/body-scan/s-xsDyB（已獲得倫敦大學學院醫院疼痛管理中心物理治療主任 Diarmuid Denneny 授權）
- NHS 瑜伽指南：nhs.uk/live-well/exercise/guide-to-yoga
- 物理治療疼痛協會：ppa.csp.org.uk
- 正念減壓練習「The Mindful Word」：themindfulword.org/2012/mbsr-mindfulness-based-stress-reduction

➥ 更多線上資源
- 播客「Aches and Gains」：podcasts.apple.com/ie/podcast/aches-and-gains-with-dr-paul-christo/id1233732954
  美國疼痛醫師保羅·克里斯托在播客節目中訪問眾多名人的慢性疼痛經歷及他們克服疼痛的過程。
- 播客「Empowered Beyond Pain」：ebppodcast.podomatic.com
  彼得·歐蘇利文的優秀播客頻道，與來賓談論各種與疼痛相關的話題。
- YouTube 影片《你的大腦如何回應痛感？》：youtube.com/watch?v=I7wfDenj6CQ

凱倫・戴維斯（Karen Davis）講述的五分鐘簡短動畫影片，說明疼痛體驗。

- 整合疼痛科學研究院（Integrative Pain Science Institute）：integrative painscienceinstitute.com/podcasts

  喬・塔達建立的網站，匯集眾多資源，為患者提供慢性疼痛營養及整合疼痛管理的相關播客。

- 疼痛教育（Pain-Ed）：pain-ed.com/public/patient-stories-2

  這個優秀網站提供眾多克服慢性疼痛的患者經歷。

- 重新訓練疼痛基金會（Retrain Pain Foundation）：retrainpain.org

  說明疼痛及其複雜性的一分鐘系列影片。

- TED Talk 影片《疼痛的成因》：youtube.com/watch?v=gwd-wLdIHjs &t=27s

  洛立瑪・莫斯里說明疼痛神經生物學的 TED Talk 演講，內容趣味橫生。

疼痛管理計畫
➡ 住院

有幾間 NHS 及私人醫療中心提供住院／密集／線上的團體計畫，為期約三至四週，例如：

- 巴斯疼痛服務中心：bathcentreforpainservices. nhs.uk/what-we-do/how-to-refer

- 蓋伊與聖多馬斯醫院：guysandstthomas.nhs.uk/our-services/pain/input/patients/programmes.aspx

- 牛津大學醫院：ouh.nhs.uk/optimise

- 英國皇家骨科醫院：rnoh.nhs.uk/services/rehabilitation-and-therapy/
  pain-self-management-patients
- RealHealth：realhealth.uk
- Vitality360：vitality360.co.uk

→ 線上

- Curable：curablehealth.com（「主動」療法）
  由一家美國新創公司建立的高科技新平台，接納身心醫學，提供
  長達十二週的線上小組支持。
- Flippin' Pain®：flippinpain.co.uk（「主動」療法）
  這是一項公衛活動，目的是透過基層疼痛教育，以親切易懂的動
  畫形式說明最新疼痛研究，藉此提升民眾意識。
- My Live Well With Pain：my.livewellwithpain.co.uk（「主動」療法）
  這個網站也是優秀的資源，為患者及醫療照護專業人士提供「十
  步驟方法」，整理多項免費教育資源。
- MyPain®：mypain.uk（「合作」模式到「主動」療法）
  這是英國最新、最先進的科技新創公司，二○二○年甫成立。以
  混合實體與線上的形式，提供疼痛管理各個面向的數位課程，在
  新習慣養成方面特別注重實體互動。幾間 NHS 疼痛診所（包括我
  任職的診所）已開始試行這項計畫。
- Pathway Through Pain：pathwaythroughpain.com（「主動」療法）
  可能是英國第一款桌機版與應用程式版的管理計畫，共含二十四
  單元，服務對象包括患者及機構。
- 線上疼痛團體諮商（「合作」模式到「主動」療法）

這類計畫在基層照護機構與社區中越來越風行，一般科診所可能也有提供這類計畫，由醫師及其團隊主持，治療項目不限於疼痛，也包含其他長期的症狀管理。建議你詢問自己的一般科醫師是否提供這類疼痛計畫。

患者權益倡議網站

- **Living Well with Pain**：livingwellpain.net
  由患者權益倡議者蒂娜‧皮爾斯（Tina Pierce）建立的網站。
- **My Cuppa Jo**：mycuppajo.com
  由患者權益倡議者、教育者暨講者喬萊塔‧貝爾頓（Joletta Belton）建立的網站。
- **PainScience**：painscience.com
  保羅‧英格拉漢曾任按摩治療師，同時身兼作者、出版人的角色，這是他建立的網站。
- **疼痛工具箱**：paintoolkit.org
  疼痛患者暨患者權益倡議者彼特‧摩爾建立的網站，提供疼痛工具箱作業本及研討會活動。

附錄一：身體地圖

掃描 QRcode，下載大圖使用

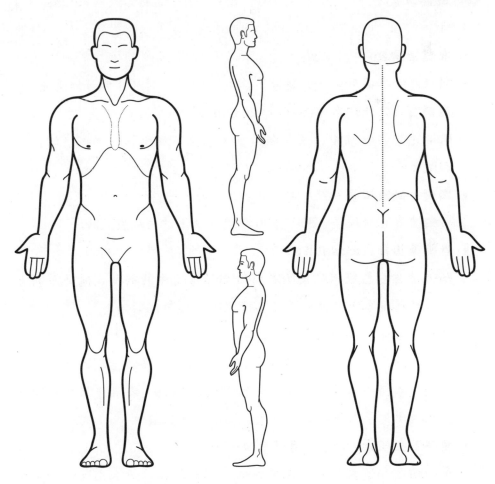

附錄二：本書資源索引

疼痛評估工具

- **疼痛問卷** P.035-036

  整體初步評估，了解自身疼痛類型，進而協助你找到改變疼痛的方法。

- **身體地圖** P.037 ／ P.285

  用於標示疼痛位置，方便慢性疼痛患者釐清問題並與醫師溝通。

- **疼痛自我效能問卷**（PSEQ） P.037-039

  檢測患者在疼痛中從事各類活動、以及不靠藥物管理疼痛的信心程度。

- **類鴉片風險工具** P.070-71

  透過患者生命經歷，評估使用類鴉片藥物時的成癮風險。

- **疼痛藥物自我評估** P.076

  如果你對自己服用的藥物有所疑慮，可透過此處所列問題重新審視，並搭配本土資源查詢藥品資訊，並與醫師討論。

- **你適合接受介入措施嗎？** P.093-96

  跨國團體「明智選擇」建議的四大類問題，協助患者評估是否要接受介入措施來治療疼痛。你可以透過 P.089「各類手術之術後疼痛風險比例」表格，進一步認識術後疼痛風險。

- **童年不良經驗**（ACE）**評估** P.118-119

  嚴重的童年不良經驗可能使你的身體系統較一般人更脆弱。本項評估不一定適用於每一位疼痛患者，但有助於進一步認識自己，

判斷是否需要專業協助。

- **促炎生活型態評估 P.142-143**

  高壓生活與促炎飲食都可能提高疼痛感，透過此項評估可幫你仔細審視生活中促炎因子。

- **健康飲食測驗 P.146-150**

  完整檢視你的飲食習慣，有助於你排除促炎食品、控制體重。

- **潛在睡眠問題評估 P.168-169**

  良好的睡眠品質，有助你進一步克服疼痛。

- **身體活躍程度評估 P.201-202**

  即便是慢性疼痛患者，仍建議維持一定程度的活躍機能。請搭配 P.200-201 的「身體活動的三種等級」，評估並調整你的日常活動量。

- **無痛思維 MINDSET 範本 P.242-243**

  請根據本書第二部各章內容，寫下自己目前對止痛七大方法的運用情況，協助你建立無痛思維。

- **疼痛發作檢查清單 P.249**

  疼痛發作時，參考檢查清單的問題，有助釐清狀況你的疼痛情況，並可搭配 P.250 的範例表格，建立屬於你自己的「疼痛發作因應策略」，以最快的速度找到合適的止痛方法。

- **疼痛管理計畫（PMP）參與準備評估 P.258-260**

  了解自己應對疼痛的狀態處於哪個階段，有助於你找到改善疼痛的短期目標，尋求合適的專業協助。

藥物／食品速查

- 常見疼痛藥物分類速查 P.055-056

- 常見鎮痛草藥 P.057-058
- 常見疼痛藥物 NNT/NNH 比較 P.060-061
- 常見疼痛藥物副作用列表 P.062-063
- 減藥／停藥建議 P.072-073
- 消炎食物一覽 P.159
- 必要營養素與其他建議攝取食品 P.160-163
- 睡眠相關藥物 P.182-184

疼痛概念圖解

- 疼痛與傷害覺 P.025
- 疼痛體驗的產生 P.047
- 疼痛種類 P.048
- 痛覺途徑 P.051
- 成癮途徑 P.067
- 酬賞途徑 P.069
- 無疼痛者的身體掃描結果 P.084
- 真假手術效果無異的案例研究 P.088
- 生理心理社會模式 P.102
- 神經網路／神經標記 P.108
- 調節疼痛的神經結構 P.111
- 逆境無遠弗屆的影響 P.117
- 源自腸道的中樞敏感化 P.135
- 腸漏症 P.140
- 睡眠是一切的基石 P.170

- 典型睡眠結構 P.173

本土資源分享

- **臺灣疼痛醫學會**：pain.org.tw

  提供疼痛知識庫與疼痛門診與認證中心等相關資源。

- **醫師為非癌症慢性頑固性疼痛病人長期處方成癮性麻醉藥品使用指引暨管理注意事項**：www.fda.gov.tw/TC/lawContent.aspx?cid=183&id=3345

  衛福部針對慢性疼痛問題最新修訂的醫師用藥指引，另付國際常見之成人與兒童疼痛評估工具。

- **KingNet 網路藥典**：www.kingnet.com.tw/medicine

  由「KingNet 國家網路醫藥」提供之藥品查詢服務，可查詢藥品外觀、適應症、藥證字號與藥品成分等（可透過成分再行查詢其藥理機制與可能副作用）。

- **健保用藥品項查詢**：www.nhi.gov.tw/QueryN/Query1.aspx

  由衛福部健保署提供之健保用藥品項查詢，除藥品基本資訊外，亦可看到藥品單價與完整仿單。

- **藥師公會之民眾用藥查詢**：www.taiwan-pharma.org.tw/public/public_search.php

  由藥師公會提供之藥品基本資訊查詢。

- **全民健保行動快易通｜健康存摺 APP**：onelink.to/pcdx7d

  由健保署開發之官方行動應用程式，提供虛擬健保卡、用藥品項、就醫院所與就醫紀錄等查詢服務。

尾註

導論

1 Trachsel, L. A., Cascella, M., 2020. 'Pain theory.' StatPearls Publishing. Retrieved from https://www.ncbi.nlm.nih.gov/books/NBK545194/.

2 HQIP and the British Pain Society. 'National pain audit final report 2010–2012.' Retrieved from https://www.britishpainsociety.org/static/uploads/resources/files/members_articles_npa_2012_1.pdf (accessed 30 Aug. 2020).

3 National Institute for Health and Clinical Excellence. 'Chronic pain: Assessment and Management' [in development]. Retrieved from https://www.nice.org.uk/guidance/indevelopment/gid-ng10069/consultation/html-content-2 (accessed 10 Aug. 2020).

4 Fayaz, A., Croft, P., Langford, R. M., Donaldson, L. J. and Jones, G. T., 2016. 'Prevalence of chronic pain in the UK: A systematic review and meta-analysis of population studies.' *BMJ Open*, 6(6), p. e010364.

第一章

1 International Association for the Study of Pain, 2020. 'A revised definition of pain.' Retrieved from http://s3.amazonaws.com/rdcms-iasp/files/production/public/Revised%20Definition%20of%20Pain_Translations.pdf (accessed 6 Sep. 2020).

第二章

1 Ofri, D., 2017. *What Patients Say, What Doctors Hear.* Beacon Press.

2 Nicholas, M. K., 2007. 'The pain self-efficacy questionnaire: Taking pain into account.' *European Journal of Pain*, 11(2), pp. 153–63.

第三章

1 Live Well With Pain, 2019. 'A new film to inspire your patients.' Retrieved from https://livewellwithpain.co.uk/news/a-new-film-to-inspire-your-patients/ (accessed 29 Aug. 2020).

2 International Association for the Study of Pain, 2019. 'World Health Assembly of the WHO approves 11th version of the International Classification of Diseases (ICD-11), including new diagnostic codes for chronic pain.' Retrieved from http://s3.amazonaws.com/rdcms-iasp/files/production/public/ICD11%20Press%20Release_3June2019.pdf (accessed 29 Aug. 2020).

3 Barke, A., 2019. 'Chronic pain has arrived in the ICD-11.' International Association for the Study of Pain. Retrieved from https://www.iasp-pain.org/PublicationsNews/NewsDetail.aspx?ItemNumber=8340 (accessed 29 Aug. 2020).

4 Moseley, L., 2014. 'TEDx Adelaide Lorimer Moseley Why Things Hurt' [video]. YouTube. Retrieved from https://www.youtube.com/watch?v=gwd-wL-dlHjs (accessed 6 Sep. 2020).

5 National Institute for Health and Clinical Excellence, 2020. 'Commonly used treatments for chronic pain can do more harm than good and should not be used, says NICE in draft guidance.' Retrieved from https://www.nice.org.uk/news/article/ commonly-used-treatments-for-chronic-pain-can-do-

more-harm-than-good-and-should-not-be-used-says-nice-in-draft-guidance (accessed 29 Aug. 2020).

6 Moore, P., 2019. 'Dr Tim Williams 10 top tips for managing pain – A guide for GP's [sic].' The Pain Toolkit. Retrieved from https://www.paintoolkit.org/news/article/dr-tim-williams-10-top-tips-for-managing-pain-a-guide-for-gps (accessed 29 Aug. 2020).

7 Faculty of Pain Medicine, 2020. 'Dose equivalents and changing opioids.' Retrieved from https://fpm.ac.uk/opioids-aware-structured-approach-opioid-prescribing/dose-equivalents-and-changing-opioids (accessed 29 Aug. 2020); Faculty of Pain Medicine, [n.d.]. 'The role of medication in pain management.' Retrieved from https://www.fpm.ac.uk/opioids-aware-understanding-pain-medicines-pain/role-medication-pain-management (accessed 29 Aug. 2020).

8 Lipton, R. B., Göbel, H., Einhäupl, K. M., Wilks, K. and Mauskop, A., 2004. '*Petasites hybridus* root (butterbur) is an effective preventive treatment for migraine.' *Neurology*, 63(12), pp. 2240–4.

9 FNPA, [n.d.]. 'The anti-inflammatory power of cat's claw.' Retrieved from https://www.fnpa.org/the-anti-inflammatory-power-of-cats-claw/ (accessed 1 Oct. 2020).

10 Leong, D. J., Choudhury, M., Hanstein, R., Hirsh, D. M., Kim, S. J., Majeska, R. J., Schaffler, M. B., Hardin, J. A., Spray, D. C., Goldring, M. B., Cobelli, N. J. and Sun, H. B., 2014. 'Green tea polyphenol treatment is chondroprotective, anti-inflammatory and palliative in a mouse post-traumatic osteoarthritis model.' *Arthritis Research & Therapy*, 16(6), p. 508.

11 Moore, A., Derry, S., Eccleston, C. and Kalso, E., 2013. 'Expect analgesic failure; pursue analgesic success.' *BMJ*, 346(may03 1), p. f2690.

12 Government of Western Australia, Department of Health, 2016. 'Pain health.' Retrieved from https://painhealth.csse.uwa.edu.au/wp-content/uploads/2016/04/painHEALTH-NNT-and-NNH-for-pain-medications.pdf (accessed 29 Aug. 2020); Perry, D. and Allen, M., 2018. 'Topical capsaicin for neuropathic and osteoarthritis pain: Maybe not so hot?' Retrieved from https://gomainpro.ca/wp-content/uploads/tools-for- practice/1544426278_tfp225capsaicinfv.pdf (accessed 29 Aug. 2020); Teater, D., 2020. 'Evidence for efficacy of pain medications.' Retrieved from https://www.nsc.org/Portals/0/Documents/RxDrugOverdoseDocuments/Evidence-Efficacy-Pain-Medications.pdf (accessed 29 Aug. 2020); Moore, R., Derry, S., Aldington, D. and Wiffen, P., 2015. 'Single dose oral analgesics for acute postoperative pain in adults – an overview of Cochrane reviews.' Cochrane Database of Systematic Reviews (9); Bandolier, [n.d.]. 'Oxford league table of analgesics in acute pain.' Retrieved from http://www.bandolier.org.uk/booth/painpag/Acutrev/Analgesics/Leagtab.html (accessed 29 Aug. 2020); Bandolier, [n.d.]. 'Oral codeine in acute postoperative pain.' Retrieved from http://www.bandolier.org.uk/booth/painpag/Acutrev/Analgesics/AP006.html (accessed 29 Aug. 2020).

13 Moore, A., Derry, S., Eccleston, C. and Kalso, E., 2013. 'Expect analgesic failure; pursue analgesic success.' *BMJ*, 346(may03 1), p. f2690.

14 Baldini, A., Von Korff, M. and Lin, E. H., 2012. 'A review of potential adverse effects of long-term opioid therapy: A practitioner's guide.' *The Prima-*

ry Care Companion for CNS Disorders, 14(3), PCC.11m01326.

15 Cahill, C. M. and Taylor, A. M., 2017. 'Neuroinflammation – A co-occurring phenomenon linking chronic pain and opioid dependence.' *Current Opinion in Behavioral Sciences*, 13, pp. 171–7.

16 De Weerdt, S., 2019. 'Tracing the US opioid crisis to its roots.' *Nature*. Retrieved from https://www.nature.com/articles/d41586-019-02686-2 (accessed 29 Aug. 2020).

17 Alexander, B., Coambs, R. and Hadaway, P., 1978. 'The effect of housing and gender on morphine self-administration in rats.' *Psychopharmacology*, 58(2), pp. 175–9.

18 Robins, L., Davis, D. and Goodwin, D., 1974. 'Drug use by US army enlisted men in Vietnam: A follow-up on their return home.' *American Journal of Epidemiology*, 99(4), pp. 235–49; Robins, L., Helzer, J., Hesselbrock, M. and Wish, E., 2010. 'Vietnam veterans three years after Vietnam: How our study changed our view of heroin.' *American Journal on Addictions*, 19(3), pp. 203–11.

19 Maté, D., 2018. *In The Realm of Hungry Ghosts*. Vermilion.

20 Hari, J., 2015. 'Everything you think you know about addiction is wrong' [video]. TED. Retrieved from https://www.ted.com/talks/johann_hari_everything_you_think_you_know_about_addiction_is_wrong?language=en (accessed 30 Aug. 2020).

21 Reproduced with permission: Webster, L. R. and Webster, R. M., 2005. 'Predicting aberrant behaviors in opioid-treated patients: Preliminary validation of the opioid risk tool.' *Pain Medicine*, 6(6), pp. 432–42.

22 Kaptchuk, T., Friedlander, E., Kelley, J., Sanchez, M., Kokkotou, E., Singer, J., Kowalczykowski M., Miller, F., Kirsch, I. and Lembo, A., 2010. 'Placebos without deception: A randomized controlled trial in irritable bowel syndrome.' *PLoS ONE*, 5(12), p. e15591.

23 Corner, N., 2018. 'Proof positive thinking can cure our pain? Dr Michael Mosley gives 117 unwitting volunteers placebo pills to treat their chronic back problems – and almost half say it worked.' *Mail Online*. Retrieved from https://www.dailymail.co.uk/femail/article-6236423/UKs-biggest- experi-ment-gives-117-people-placebo-drug-nearly-HALF-cured.html (accessed 30 Aug. 2020).

24 Colloca, L., 2017. 'Nocebo effects can make you feel pain.' *Science*, 358(6359), p. 44.

第四章

1 Harris, I., 2016. *Surgery, The Ultimate Placebo: A Surgeon Cuts Through The Evidence*. UNSW [first ed.].

2 Goldenberg, D., 2017. 'Osteoarthritis and central pain.' Practical Pain Management. Retrieved from https://www.practicalpainmanagement.com/pain/myofascial/osteoarthritis/osteoarthritis-central-pain (accessed 30 Aug. 2020).

3 Harris, I., 2016. *Surgery, The Ultimate Placebo: A Surgeon Cuts Through The Evidence*. UNSW [first ed.].

4 Ibid.

5 Briggs, E., Battelli, D., Gordon, D., Kopf, A., Ribeiro, S., Puig, M. and Kress,

H., 2015. 'Current pain education within undergraduate medical studies across Europe: Advancing the Provision of Pain Education and Learning (APPEAL) study.' *BMJ* Open, 5(8), p. e006984.

6 Ibid.

7 Firanescu, C., de Vries, J., Lodder, P., Venmans, A., Schoemaker, M., Smeet, A., Donga, E., Juttmann, J., Klazen, C., Elgersma, O., Jansen, F., Tielbeek, A., Boukrab, I., Schonenberg, K., van Rooij, W., Hirsch, J. and Lohle, P., 2018. 'Vertebroplasty versus sham procedure for painful acute osteoporotic vertebral compression fractures (VERTOS IV): Randomised sham controlled clinical trial.' *BMJ*, p. k1551.

8 Louw, A., Diener, I., Fernández-de-las-Peñas, C. and Puentedura, E., 2017. 'Sham surgery in orthopedics: A systematic review of the literature.' *Pain Medicine*, p. pnw164.

9 International Association for the Study of Pain, 2017. 'Pain after surgery.' Retrieved from https://www.iasp-pain.org/GlobalYear/AfterSurgery (accessed 30 Aug. 2020); Inoue, S., Kamiya, M., Nishihara, M., Arai, Y., Ikemoto, T. and Ushida, T., 2017. 'Prevalence, characteristics, and burden of failed back surgery syndrome: The influence of various residual symptoms on patient satisfaction and quality of life as assessed by a nationwide Internet survey in Japan.' *Journal of Pain Research*, 10, pp. 811–23; Richebé, P., Capdevila, X. and Rivat, C., 2018. 'Persistent postsurgical pain.' *Anesthesiology*, 129(3), pp. 590–607; Wylde, V., Beswick, A., Bruce, J., Blom, A., Howells, N. and Gooberman-Hill, R., 2018. 'Chronic pain after total knee arthroplasty.' *EFORT Open Reviews*, 3(8), pp. 461–70.

10 Lavand'Homme, P. and Pogatzki-Zahn, E., 2017. 'Fact sheet no. 4: Chronic postsurgical pain: Definition, impact, and prevention.' International Association for the Study of Pain. Retrieved from https://s3.amazonaws.com/rd-cms-iasp/files/production/public/2017GlobalYear/FactSheets/4.%20Chronic%20Postsurgical%20Pain.LavandHomme-Zahn-EE_1485789834697_3.pdf (accessed 30 Aug. 2020).

11 Macrae, W., 2001. 'Chronic pain after surgery.' *British Journal of Anaesthesia*, 87(1), pp. 88–98.

12 Lavand'Homme, P. and Pogatzki-Zahn, E., 2017. 'Fact sheet no. 4: Chronic postsurgical pain: Definition, impact, and prevention.' International Association for the Study of Pain. Retrieved from https://s3.amazonaws.com/rd-cms-iasp/files/production/public/2017GlobalYear/FactSheets/4.%20Chronic%20Postsurgical%20Pain. LavandHomme-Zahn-EE_1485789834697_3.pdf (accessed 30 Aug. 2020).

13 Setchell, J., Costa, N., Ferreira, M., Makovey, J., Nielsen, M. and Hodges, P. W., 2017. 'Individuals' explanations for their persistent or recurrent low back pain: a cross-sectional survey.' *BMC Musculoskeletal Disorders*, 18(1), p. 466.

14 Prasad, V. and Cifu, A., 2015. Ending Medical Reversal. Johns Hopkins University Press; Harris, I., 2016. *Surgery, The Ultimate Placebo: A Surgeon Cuts Through The Evidence*. UNSW [first ed.].

15 Choosing Wisely UK, [n.d.]. 'About Choosing Wisely UK.' Retrieved from https://www.choosingwisely.co.uk/about-choosing-wisely-uk/(accessed 30 Aug. 2020).

第五章

1　Darnall, B. D., Carr, D. B. and Schatman, M. E., 2017. 'Pain psychology and the biopsychosocial model of pain treatment: Ethical imperatives and social responsibility.' *Pain Medicine*, 18(8), pp. 1413–15.

2　Fisher, J., Hassan, D. and O'Connor, N., 1995. 'Minerva.' *BMJ*, 310(6971), p. 70.

3　Dimsdale, J. and Dantzer, R., 2007. 'A biological substrate for somatoform disorders: Importance of pathophysiology.' *Psychosomatic Medicine*, 69(9), pp. 850–4.

4　Ingraham, P., 2020. 'Pain is weird: A volatile, misleading sensation.' PainScience.com. Retrieved from https://www.painscience.com/articles/pain-is-weird.php (accessed 30 Aug. 2020).

5　Beecher, H., 1956. 'Relationship of significance of wound to pain experienced.' *Journal of the American Medical Association*, 161(17), p. 1609.

6　Moseley, G. and Butler, D., 2015. The Explain Pain Handbook. NOI Group [first ed.]; Moseley, G. and Butler, D., 2017. *Explain Pain Supercharged*. NOI Group [first ed.].

7　Shipton, E., Bate, F., Garrick, R., Steketee, C., Shipton, E. and Visser, E., 2018. 'Systematic review of pain medicine content, teaching, and assessment in medical school curricula internationally.' *Pain and Therapy*, 7(2), pp. 139– 61.

8　Wall, P. and McMahon, S., 1986. 'The relationship of perceived pain to afferent nerve impulses.' *Trends in Neurosciences*, 9, pp. 254–5.

9　Doidge, N., 2015. *The Brain's Way of Healing*. Penguin US [first ed.].

10 Hargrove, T., 2016. 'Predictive coding: Why expectation matters for move-ment and pain.' Better Movement. Retrieved from https://www.bettermove-ment.org/blog/2016/predictive-processing (accessed 30 Aug. 2020).

11 Peters, S., 2018. *The Silent Guides.* Lagom [first ed.].

12 Felitti, V., Anda, R., Nordenberg, D., Williamson, D., Spitz, A., Edwards, V., Koss, M. and Marks, J., 1998. 'Relationship of childhood abuse and house-hold dysfunction to many of the leading causes of death in adults.' *American Journal of Preventive Medicine*, 14(4), pp. 245–58.

13 Nicol, A. L., Sieberg, C. B., Clauw, D. J., Hassett, A. L., Moser, S. E. and Brummett, C. M., 2016. 'The association between a history of lifetime trau-matic events and pain severity, physical function, and affective distress in patients with chronic pain.' *The Journal of Pain*, 17(12), pp. 1334–48.

14 Ramachandran, V., 2012. *The Tell-Tale Brain.* Windmill Books.

15 Stanton, T., Gilpin, H., Edwards, L., Moseley, G. and Newport, R., 2018. 'Il-lusory resizing of the painful knee is analgesic in symptomatic knee osteo-arthritis.' *PeerJ*, 6, p. e5206.

16 Stanton, T., Moseley, L., Wong, A. and Kawchuk, G., 2017. 'Feeling stiffness in the back: A protective perceptual inference in chronic back pain.' *Scien-tific Reports*, 7(1).

17 Eisenberger, N., 2003. 'Does rejection hurt? An fMRI study of social exclu-sion.' *Science*, 302(5643), pp. 290–2; Taylor, J., 2016. 'Mirror neurons after a quarter century: New light, new cracks.' Science in the News. Retrieved from http://sitn.hms.harvard.edu/flash/2016/mirror-neurons-quarter-cen-tury-new-light-new-cracks/ (accessed 31 Aug. 2020).

18 Dworsky-Fried, Z., Kerr, B. and Taylor, A., 2020. 'Microbes, microglia, and pain.' Neurobiology of Pain, 7, p. 100045; Lurie, D., 2018. 'An integrative approach to neuroinflammation in psychiatric disorders and neuropathic pain.' *Journal of Experimental Neuroscience*, 12, p. 117906951879363.

19 Porges, S., 2009. 'The polyvagal theory: New insights into adaptive reactions of the autonomic nervous system.' *Cleveland Clinic Journal of Medicine*, 76(4 suppl 2), pp. S86–90.

20 Chen, G., Zhang, Y., Qadri, Y., Serhan, C. and Ji, R., 2018. 'Microglia in pain: Detrimental and protective roles in pathogenesis and resolution of pain.' *Neuron*, 100(6), pp. 1292–311; Kato, T. and Kanba, S., 2013. 'Are microglia minding us? Digging up the unconscious mind-brain relationship from a neuropsychoanalytic approach.' *Frontiers in Human Neuroscience*, 7; Nakazawa, D., 2020. *The Angel and the Assassin*. Ballantine Books [first ed.]; Dworsky-Fried, Z., Kerr, B. and Taylor, A., 2020. 'Microbes, microglia, and pain.' *Neurobiology of Pain*, 7, p. 100045; Fumagalli, M., Lombardi, M., Gressens, P. and Verderio, C., 2018. 'How to reprogram microglia toward beneficial functions.' *Glia*, 66(12), pp. 2531–49.

21 Chen, G., Zhang, Y., Qadri, Y., Serhan, C. and Ji, R., 2018. 'Microglia in pain: Detrimental and protective roles in pathogenesis and resolution of pain.' *Neuron*, 100(6), pp. 1292–311.

22 Nakazawa, D., 2020. *The Angel and the Assassin*. Ballantine Books [first ed.].

23 Moseley, G. and Butler, D., 2017. *Explain Pain Supercharged*. NOI Group.

24 Bower, J. and Irwin, M., 2016. 'Mind–body therapies and control of inflammatory biology: A descriptive review.' *Brain, Behavior, and Immunity*, 51,

pp. 1–11.

25 Caudill, M., 2015. *Managing Pain Before It Manages You.* Guildford Press [fourth ed.].

第六章

1 Mayer, E., 2018. *The Mind–Gut Connection: How the Hidden Conversation Within Our Bodies Impacts Our Mood, Our Choices, and Our Overall Health.* HarperCollins Publishers Inc.; Collen, A., 2015. *10% Human: How Your Body's Microbes Hold the Key to Health and Happiness.* William Collins [first ed.].

2 Collen, A., 2015. *10% Human: How Your Body's Microbes Hold the Key to Health and Happiness.* William Collins [first ed.].

3 Nijs, J., Elma, Ö., Yilmaz, S., Mullie, P., Vanderweeën, L., Clarys, P., Deliens, T., Coppieters, I., Weltens, N., Van Oudenhove, L. and Malfliet, A., 2019. 'Nutritional neurobiology and central nervous system sensitisation: Missing link in a comprehensive treatment for chronic pain?' *British Journal of Anaesthesia*, 123(5), pp. 539–43.

4 Dworsky-Fried, Z., Kerr, B. and Taylor, A., 2020. 'Microbes, microglia, and pain.' *Neurobiology of Pain*, 7, p. 100045.

5 Enders, G., 2015. *Gut.* Scribe.

6 Yano, J., Yu, K., Donaldson, G., Shastri, G., Ann, P., Ma, L., Nagler, C., Ismagilov, R., Mazmanian, S. and Hsiao, E., 2015. 'Indigenous bacteria from the gut microbiota regulate host serotonin biosynthesis.' *Cell*, 161(2), pp. 264–76.

7 Guo, R., Chen, L., Xing, C. and Liu, T., 2019. 'Pain regulation by gut microbiota: Molecular mechanisms and therapeutic potential.' *British Journal of Anaesthesia*, 123(5), pp. 637–54.

8 Luczynski, P., Tramullas, M., Viola, M., Shanahan, F., Clarke, G., O'Mahony, S., Dinan, T. G. and Cryan, J. F., 2017. 'Microbiota regulates visceral pain in the mouse.' *eLife*, 6, p. e25887.

9 Boer, C., Radjabzadeh, D., Uitterlinden, A., Kraaij, R. and van Meurs, J., 2017. 'The role of the gut microbiome in osteoarthritis and joint pain.' *Osteoarthritis and Cartilage*, 25, p. S10.

10 Mayer, E., 2018. *The Mind–Gut Connection: How the Hidden Conversation Within Our Bodies Impacts Our Mood, Our Choices, and Our Overall Health*. HarperCollins Publishers Inc.

11 Adapted from Tatta, J., 2020. '*How healthy is your diet?*' Integrative Pain Science Institute.

12 Davies, A., Cretella, A., Rut, M., Franck, V. and Mackenzie, S., 2019. 'Solo dining is bad for our mental health–and for the planet.' Quartz. Retrieved from https://qz.com/1738347/eating-alone-is-bad-for-our-mental-health-and-the-planet/ (accessed 7 Oct. 2020).

13 Cunningham, S. A., Vaquera, E., Maturo, C. C. and Narayan, K. M., 2012. 'Is there evidence that friends influence body weight? A systematic review of empirical research.' *Social Science & Medicine*, 75(7), pp. 1175–83.

14 McVinnie, D., 2013. 'Obesity and pain.' *British Journal of Pain*, 7(4), pp. 163–70.

15 Stone, A. and Broderick, J., 2012. 'Obesity and pain are associated in the

United States.' *Obesity*, 20(7), pp. 1491–5.

16 Leboeuf–Yde, C., Kyvik, K. and Bruun, N., 1999. 'Low back pain and life-style. Part II –Obesity.' *Spine*, 24(8), pp.779– 84.

17 Hagen, K., Linde, M., Heuch, I., Stovner, L. and Zwart, J., 2011. 'Increasing prevalence of chronic musculoskeletal complaints. A large 11- year fol-low-up in the general population (HUNT 2 and 3).' *Pain Medicine*, 12(11), pp. 1657–66.

18 Tatta, J., 2020. '*How healthy is your diet?*' Integrative Pain Science Institute.

19 NHS, 2020. 'Sugar: The facts.' Retrieved from https://www.nhs.uk/live-well/eat-well/how-does-sugar-in-our-diet-affect-our-health/ (accessed 2 Sep. 2020).

20 Public Health Collaboration, 2020. 'Sugar equivalent infographics courtesy of Dr David Unwin.' Retrieved from https://phcuk.org/sugar/ (accessed 2 Sep. 2020).

21 Soliman, G., 2018. 'Dietary Cholesterol and the lack of evidence in cardio-vascular disease.' *Nutrients*, 10(6), p. 780.

22 ChooseMyPlate, [n.d.]. 'Saturated fat.' Retrieved from https://www.heartuk.org.uk/low-cholesterol-foods/saturated-fat (accessed 5 Jan. 2021).

23 Pesticide Action Network UK, 2019. 'Pesticides in our food.' Re-trieved from https://www.pan-uk.org/site/wp-content/uploads/Pesti-cides-in-our-food-multiple-residues-June-2019-1.pdf (accessed 1 Sep. 2020).

24 Pesticide Action Network UK, 2019. 'The dirty dozen and clean fifteen.' Retrieved from https://www.pan-uk.org/dirty-dozen-and-clean-fifteen/

(accessed 1 Sep. 2020).

25 Brain, K., Burrows, T., Rollo, M., Chai, L., Clarke, E., Hayes, C., Hodson, F. and Collins, C., 2018. 'A systematic review and meta-analysis of nutrition interventions for chronic noncancer pain.' *Journal of Human Nutrition and Dietetics,* 32(2), pp. 198–225.

26 Tick, H., 2013. *Holistic Pain Relief.* New World Library.

27 Tatta, J., 2019. 'Functional nutrition for chronic pain' [online course].

28 Thurm, T., Ablin, J. N., Buskila, D. and Maharshak, N., 2017. 'Fecal microbiota transplantation for fibromyalgia: A case report and review of the literature.' *Open Journal of Gastroenterology,* 7(4), pp. 131–9.

29 Panda, S., 2017. 'Health lies in healthy circadian habits' [transcript]. TED. Retrieved from https://www.ted.com/talks/satchin_panda_health_lies_in_healthy_circadian_habits/transcript?language=en (accessed 2 Sep. 2020).

30 Longo, V. and Panda, S., 2016. 'Fasting, circadian rhythms, and time-restricted feeding in healthy lifespan.' *Cell Metabolism,* 23(6), pp. 1048–59.

第七章

1 Adapted from Kelly, J. and Shull, J., 2019. *Foundations of Lifestyle Medicine: The Lifestyle Medicine Board Review Manual.* American College of Lifestyle Medicine, p. 276.

2 Walker, M., 2018. *Why We Sleep.* Penguin [first ed.].

3 Kwekkeboom, K., Cherwin, C., Lee, J. and Wanta, B., 2010. 'Mind-body treatments for the pain-fatigue-sleep disturbance symptom cluster in persons with cancer.' *Journal of Pain and Symptom Management,* 39(1), pp.

126–38.

4 Keilani, M., Crevenna, R. and Dorner, T., 2017. 'Sleep quality in subjects suffering from chronic pain.' *Wiener klinische Wochenschrift*, 130(1–2), pp. 31–6.

5 Finan, P., Goodin, B. and Smith, M., 2013. 'The association of sleep and pain: An update and a path forward.' *The Journal of Pain*, 14(12), pp. 1539–52.

6 Finan, P., Quartana, P. and Smith, M., 2015. 'The effects of sleep continuity disruption on positive mood and sleep architecture in healthy adults.' *Sleep*, 38(11), pp. 1735–42.

7 Finan, P., Goodin, B. and Smith, M., 2013. 'The association of sleep and pain: An update and a path forward.' *The Journal of Pain*, 14(12), pp. 1539–52; Keilani, M., Crevenna, R. and Dorner, T., 2017. 'Sleep quality in subjects suffering from chronic pain.' *Wiener klinische Wochenschrift*, 130(1–2), pp. 31–6.

8 Keilani, M., Crevenna, R. and Dorner, T., 2017. 'Sleep quality in subjects suffering from chronic pain.' *Wiener klinische Wochenschrift*, 130(1–2), pp. 31– 6.

9 Jank, R., Gallee, A., Boeckle, M., Fiegl, S. and Pieh, C., 2017. 'Chronic pain and sleep disorders in primary care.' *Pain Research and Treatment*, pp. 1–9.

10 Finan, P., Goodin, B. and Smith, M., 2013. 'The association of sleep and pain: An update and a path forward.' *The Journal of Pain*, 14(12), pp. 1539–52.

11 Carley, D. and Farabi, S., 2016. 'Physiology of sleep.' *Diabetes Spectrum*,

29(1), pp. 5–9.

12 Olson, K., 2015. 'Pain and sleep: Understanding the interrelationship.' Practical Pain Management. Retrieved from https://www.practicalpainmanagement.com/pain/other/co-morbidities/pain-sleep-understanding-interrelationship (accessed 1 Sep. 2020).

13 He, Y., Jones, C., Fujiki, N., Xu, Y., Guo, B., Holder, J., Rossner, M., Nishino, S. and Fu, Y., 2009. 'The transcriptional repressor DEC2 regulates sleep length in mammals.' *Science*, 325(5942), pp. 866–70.

14 Walker, M., 2018. *Why We Sleep*. Penguin [first ed.]; Jank, R., Gallee, A., Boeckle, M., Fiegl, S. and Pieh, C., 2017. 'Chronic pain and sleep disorders in primary care.' *Pain Research and Treatment*, pp. 1–9.

15 Buscemi, N., Vandermeer, B., Friesen, C., Bialy, L., Tubman, M., Ospina, M., Klassen, T. P. and Witmans, M., 2007. 'The efficacy and safety of drug treatments for chronic insomnia in adults: A meta-analysis of RCTs.' Journal of *General Internal Medicine*, 22(9), pp. 1335–50.

16 Walker, M., 2018. Why We Sleep. Penguin [first ed.].

17 Ibid.

18 Kwekkeboom, K., Cherwin, C., Lee, J. and Wanta, B., 2010. 'Mind-body treatments for the pain-fatigue-sleep disturbance symptom cluster in persons with cancer.' *Journal of Pain and Symptom Management*, 39(1), pp. 126–38.

19 Qaseem, A., Kansagara, D., Forciea, M., Cooke, M. and Denberg, T., 2016. 'Management of chronic insomnia disorder in adults: A clinical practice guideline from the American College of Physicians.' *Annals of Internal*

Medicine, 165(2), p. 125.

20 Amutio, A., Franco, C., Sánchez-Sánchez, L. C., Pérez-Fuentes, M., Gázquez-Linares, J. J., Van Gordon, W. and Molero-Jurado, M., 2018. 'Effects of mindfulness training on sleep problems in patients with fibromyalgia.' *Frontiers in Psychology,* 9, p. 1365.

21 Ablin, J. N., Häuser, W. and Buskila, D., 2013. 'Spa treatment (balneo-therapy) for fibromyalgia – A qualitative-narrative review and a historical per-spective.' *Evidence-based Complementary and Alternative Medicine*, 2013, p. 638050.

22 Suni, E., 2020. 'Sleep hygiene.' SleepFoundation.org. Retrieved from https://www.sleepfoundation.org/articles/sleep-hygiene (accessed 2 Sep. 2020).

第八章

1 Endrighi, R., Steptoe, A. and Hamer, M., 2016. 'The effect of experimentally induced sedentariness on mood and psychobiological responses to mental stress.' *British Journal of Psychiatry*, 208(3), pp. 245–51.

2 Geneen, L., Moore, R., Clarke, C., Martin, D., Colvin, L. and Smith, B., 2017. 'Physical activity and exercise for chronic pain in adults: An overview of Cochrane Reviews.' *Cochrane Database of Systematic Review* (4).

3 Lee, I., Shiroma, E., Lobelo, F., Puska, P., Blair, S. and Katzmarzyk, P., 2012. 'Effect of physical inactivity on major non-communicable diseases world-wide: An analysis of burden of disease and life expectancy.' *The Lancet*, 380(9838), pp. 219–29.

4 World Health Organization, 2020. 'Physical inactivity: A global public

health problem.' Retrieved from https://www.who.int/ncds/prevention/
physical-activity/inactivity-global-health-problem/en/#:~:text=Global-
ly%2C%2023%25%20of%20adults%20and,80%25%20in%20some%20
adult%20subpopulations. (accessed 5 Jan. 2021).

5 Moving Medicine, [n.d.]. 'Why moving matters.' Retrieved from https://
movingmedicine.ac.uk/why-movement-matters/why-moving-matters-2/
(accessed 5 Jan. 2021).

6 Holmes, B., 2020. 'Movement as medicine.' The Week. Retrieved from
https://theweek.com/articles/888296/movement-medicine (accessed 2 Sep.
2020).

7 Leal, L., Lopes, M. and Batista, M., 2018. 'Physical exercise-induced myok-
ines and muscle-adipose tissue crosstalk: A review of current knowledge
and the implications for health and metabolic diseases.' *Frontiers in Physiol-
ogy*, 9.

8 Kurth, F., Cherbuin, N. and Luders, E., 2017. 'Promising links between
meditation and reduced (brain) aging: An attempt to bridge some gaps be-
tween the alleged fountain of youth and the youth of the field.' *Frontiers in
Psychology*, 8.

9 Garatachea, N., Pareja-Galeano, H., Sanchis-Gomar, F., Santos-Lozano, A.,
Fiuza-Luces, C., Morán, M., Emanuele, E., Joyner, M. J. and Lucia, A., 2015.
'Exercise attenuates the major hallmarks of aging.' *Rejuvenation Research*,
18(1), pp. 57–89.

10 Back to Motion, [n.d.]. 'Movement is medicine.' Retrieved from https://
backtomotion.net/movement-is-medicine/ (accessed 2 Sep. 2020).

11 Suzuki, W., 2017. 'The brain-changing benefits of exercise.' TED. Retrieved from https://www.ted.com/talks/wendy_suzuki_the_brain_changing_benefits_of_exercise?language=en (accessed 2 Sep. 2020).

12 McGonigal, K., 2019. *The Joy of Movement*. Avery [first ed.].

13 Netz, Y., 2017. 'Is the comparison between exercise and pharmacologic treatment of depression in the clinical practice guideline of the American College of Physicians evidence-based?' *Frontiers in Pharmacology*, 8(257).

14 NHS, 2019. 'Exercise.' Retrieved from https://www.nhs.uk/live-well/exercise/ (accessed 2 Sep. 2020).

15 Richards, W., [n.d.]. 'Fearless fitness: An exercise guide for people with chronic pain.' Curable. Retrieved from https://www.curablehealth.com/blog/exercise-for-chronic-pain (accessed 2 Sep. 2020).

16 Dweck, C., 2012. *Mindset*. Robinson.

17 Integrative Pain Science Institute, [n.d.]. 'How and why to exercise with chronic pain.' Retrieved from https://www.integrativepainscienceinstitute.com/exercise-chronic-pain/ (accessed 2 Sep. 2020).

18 O'Sullivan, P., Caneiro, J., O'Keeffe, M., Smith, A., Dankaerts, W., Fersum, K. and O'Sullivan, K., 2018. 'Cognitive functional therapy: An integrated behavioral approach for the targeted management of disabling low back pain.' *Physical Therapy*, 98(5), pp. 408–23.

19 NHS, 2019. 'Exercise.' Retrieved from https://www.nhs.uk/live-well/exercise/ (accessed 2 Sep. 2020).

20 McGonigal, K., 2019. *The Joy of Movement*. Avery [first ed.].

21 Thompson, B., 2020. 'Is exercise the new snake oil? Or just a dirty word?'

[blog]. HealthSkills. Retrieved from https://healthskills.wordpress.com/2020/08/10/is-exercise-the-new-snake-oil-or-just-a-dirty-word/ (accessed 2 Sep. 2020).

第九章

1 Garland, E., Brintz, C., Hanley, A., Roseen, E., Atchley, R., Gaylord, S., Faurot, K., Yaffe, J., Fiander, M. and Keefe, F., 2020. 'Mind-body therapies for opioid-treated pain.' *JAMA Internal Medicine*, 180(1), p. 91.

2 Eccleston, C., Morley, S. and Williams, A., 2013. 'Psychological approaches to chronic pain management: Evidence and challenges.' *British Journal of Anaesthesia*, 111(1), pp. 59–63.

3 Williams, A., Fisher, E., Hearn, L. and Eccleston, C., 2020. 'Psychological therapies for the management of chronic pain (excluding headache) in adults.' *Cochrane Database of Systematic Reviews* (2).

4 Louw, A., Zimney, K., Puentedura, E. and Diener, I., 2016. 'The efficacy of pain neuroscience education on musculoskeletal pain: A systematic review of the literature.' *Physiotherapy Theory and Practice*, 32(5), pp. 332–55.

5 Orr, A., 2019. *Taming Chronic Pain*. Mango Publishing.

6 Patil, S., Sen, S., Bral, M., Reddy, S., Bradley, K., Cornett, E., Fox, C. and Kaye, A., 2016. 'The role of acupuncture in pain management.' *Current Pain and Headache Reports*, 20(4).

7 Napadow, V., Kettner, N., Liu, J., Li, M., Kwong, K., Vangel, M., Makris, N., Audette, J. and Hui, K., 2007. 'Hypothalamus and amygdala response to acupuncture stimuli in carpal tunnel syndrome.' *Pain*, 130(3), pp. 254–66.

8 National Center for Complementary and Integrative Health, 2020. 'Yoga for health: What the science says.' Retrieved from https://www.nccih.nih.gov/health/providers/digest/yoga-for-health-science (accessed 5 Sep. 2020).

9 Frank, D. L., Khorshid, L., Kiffer, J. F., Moravec, C. S. and McKee, M. G., 2010. 'Biofeedback in medicine: Who, when, why and how?' *Mental Health in Family Medicine*, 7(2), pp. 85–91.

10 Sielski, R., Rief, W. and Glombiewski, J.A., 2017. 'Efficacy of biofeedback in chronic back pain: A meta-analysis.' *International Journal of Behavioral Medicine*, 24(1), pp. 25–41.

11 Elkins, G., Jensen, M. P. and Patterson, D. R., 2007. 'Hypnotherapy for the management of chronic pain.' *The International Journal of Clinical and Experimental Hypnosis*, 55(3), 275–87.

12 Tick, H., 2013. *Holistic Pain Relief*. New World Library.

13 Ibid.

14 Kochenderfer, R., 2019. 'Expressive writing: A tool for transformation, with Dr. James Pennebaker, Ph.D.' Journaling.com. Retrieved from https://www.journaling.com/articles/expressive-writing-a-tool-for-transformation-with-dr-james-pennebaker-ph-d/ (accessed 4 Sep. 2020).

15 Christo, P., 2017. *Aches and Gains*. Bull Publishing.

16 Ibid.

17 Ibid.

18 Ibid.

19 Kamioka, H., Okada, S., Tsutani, K., Park, H., Okuizumi, H., Handa, S., Oshio, T., Park, S., Kitayuguchi, J., Abe, T., Honda, T. and Mutoh, Y., 2014. 'Ef-

fectiveness of animal-assisted therapy: A systematic review of randomized controlled trials.' *Complementary Therapies in Medicine*, 22(2), pp. 371–90.

20 Ezzo, J., 2007. 'What can be learned from Cochrane Systematic Reviews of massage that can guide future research?' *The Journal of Alternative and Complementary Medicine*, 13(2), pp. 291–6.

21 Furlan, A., Giraldo, M., Baskwill, A., Irvin, E. and Imamura, M., 2015. 'Massage for low-back pain.' *Cochrane Database of Systematic Reviews* (9).

22 Sharma, V., Manjunath, N., Nagendra, H. and Ertsey, C., 2018. 'Combination of Ayurveda and Yoga therapy reduces pain intensity and improves quality of life in patients with migraine headache.' *Complementary Therapies in Clinical Practice*, 32, pp. 85–91.

23 Mathie, R. T., Ramparsad, N., Legg, L. A., Clausen, J., Moss, S., Davidson, J. R., Messow, C. M. and McConnachie, A., 2017. 'Randomised, double-blind, placebo-controlled trials of non-individualised homeopathic treatment: systematic review and meta-analysis.' *Systematic Reviews*, 6(1), p. 63.

24 Lee, C., Crawford, C. and Hickey, A., 2014. 'Mind–body therapies for the self-management of chronic pain symptoms.' *Pain Medicine*, 15(S1), pp. S21–39.

第十章

1 Clear, J., 2019. *Atomic Habits*. Random House Business; Freedom Pact, 2020. '#90: Dr Andrew Huberman – Stanford neuroscientist on the rules of long-lasting adaptive brain change' [podcast]. Retrieved from https://soundcloud.com/freedompactpodcast/90-dr-andrew-huberman-stanford-

neuroscientist-on-the-rules-of-long-lasting-adaptive-brain- change (accessed 5 Sep. 2020).

2 Ibid.

3 Garratt, J., 2019. 'How to build your own neural route 66.' BetterHumans. Retrieved from https://medium.com/better-humans/how-to-build-your-own-neural-route-66-6aec3f439ebd (accessed 5 Sep. 2020).

4 Fogg, B., 2019. *Tiny Habits*. Virgin.

5 Andreatta, B., 2019. *Wired To Grow*. 7th Mind Publishing [second ed.].

6 Chatterjee, R., 2018. *The 4 Pillar Plan*. Penguin Life.

第十一章

1 Gauntlett-Gilbert, J. and Brook, P., 2018. 'Living well with chronic pain: The role of pain-management programmes.' *BJA Education*, 18(1), pp. 3–7.

2 Harman, K., MacRae, M., Vallis, M. and Bassett, R., 2014. 'Working with people to make changes: A behavioural change approach used in chronic low back pain rehabilitation.' *Physiotherapy Canada*, 66(1), pp. 82–90.

3 Prochaska, J. O. and DiClemente, C. C., 1983. 'Stages and processes of self-change of smoking: Toward an integrative model of change.' *Journal of Consulting and Clinical Psychology*, 51(3), pp. 390–5.

第十二章

1 Zou, S. and Kumar, U., 2018. 'Cannabinoid receptors and the endocannabinoid system: Signaling and function in the central nervous system.' *International Journal of Molecular Sciences*, 19(3), p. 833.

2 Fumagalli, M., Lombardi, M., Gressens, P. and Verderio, C., 2018. 'How to reprogram microglia toward beneficial functions.' *Glia*, 66(12), pp. 2531–49.

3 Lurie, D., 2018. 'An integrative approach to neuroinflammation in psychiatric disorders and neuropathic pain.' *Journal of Experimental Neuroscience*, 12, p. 117906951879363.

4 Ramaswamy Reddy, S. H., Reddy, R., Babu, N. C. and Ashok, G. N., 2018. 'Stem-cell therapy and platelet-rich plasma in regenerative medicines: A review on pros and cons of the technologies.' *Journal of Oral and Maxillofacial Pathology*, 22(3), pp. 367–74.

5 Huh, Y., Ji, R. and Chen, G., 2017. 'Neuroinflammation, bone marrow stem cells, and chronic pain.' *Frontiers in Immunology*, 8.

6 Goudra, B., Shah, D., Balu, G., Gouda, G., Balu, A., Borle, A. and Singh, P., 2017. 'Repetitive transcranial magnetic stimulation in chronic pain: A meta-analysis.' *Anesthesia: Essays and Researches*, 11(3), p. 751.

7 Ahmadpour, N., Randall, H., Choksi, H., Gao, A., Vaughan, C. and Poronnik, P., 2019. 'Virtual reality interventions for acute and chronic pain management.' *The International Journal of Biochemistry & Cell Biology*, 114, p. 105568.

8 Descalzi, G., Ikegami, D., Ushijima, T., Nestler, E. J., Zachariou, V. and Narita, M., 2015. 'Epigenetic mechanisms of chronic pain.' *Trends in Neurosciences*, 38(4), pp. 237–46.

9 Wikipedia, 2020. 'Salutogenesis.' Retrieved from https://en.wikipedia.org/wiki/Salutogenesis#:~:text=Salutogenesis%20is%20a%20medical%20

approach,health%2C%20stress%2C%20and%20coping (accessed 6 Sep. 2020).

10 Jonas, W., 2018. *How Healing Works*. Scribe.

11 Maskell, J., 2020. *The Community Cure*. Lioncrest Publishing.

12 Tello, M., 2019. 'Trauma-informed care: What it is, and why it's important' [blog]. Harvard Health Publishing. Retrieved from https://www.health.harvard.edu/blog/ trauma-informed-care-what-it-is-and-why-its-important-2018101613562 (accessed 6 Sep. 2020).

13 Kemp, H. I., Corner, E. and Colvin, L. A., 2020. 'Chronic pain after COVID-19: Implications for rehabilitation.' *British Journal of Anaesthesia*, 125(4), pp. 436–40.

國家圖書館出版品預行編目 (CIP) 資料

無痛思維：來自英國疼痛醫學權威，應對慢性疼痛的全新方式／
迪帕克・拉文德蘭 (Deepak Ravindran) 著；林怡婷譯 . -- 初版 . -- 新
北市：方舟文化出版：遠足文化事業股份有限公司發行, 2021.12
面； 公分 . -- (醫藥新知；22)
譯自：The pain-free mindset : 7 steps to taking control and overcoming chronic
pain.
ISBN 978-626-95314-5-5 (平裝)
1. 疼痛醫學

415.942   110018174

方舟文化官方網站　　方舟文化讀者回函

醫藥新知 0022

無痛思維

來自英國疼痛醫學權威，應對慢性疼痛的全新方式

The Pain-Free Mindset: 7 Steps to Taking Control and Overcoming Chronic Pain

作者 迪帕克・拉文德蘭醫師（Dr Deepak Ravindran）｜**譯者** 林怡婷｜**封面設計** 萬勝安｜**內頁設計**
黃馨慧｜**主編** 邱昌昊｜**行銷主任** 許文薰｜**總編輯** 林淑雯｜**讀書共和國出版集團　社長** 郭重興
｜**發行人兼出版總監** 曾大福｜**業務平臺總經理** 李雪麗｜**業務平臺副總經理** 李復民｜**實體通路協**
理 林詩富｜**網路暨海外通路協理** 張鑫峰｜**特販通路協理** 陳綺瑩｜**實體通路經理** 陳志峰｜**印務**
江域平、黃禮賢、林文義、李孟儒｜**出版者** 方舟文化／遠足文化事業股份有限公司｜**發行** 遠足文
化事業股份有限公司　231 新北市新店區民權路 108-2 號 9 樓　電話：（02）2218-1417　傳真：（02）
8667-1851　劃撥帳號：19504465　戶名：遠足文化事業股份有限公司　客服專線：0800-221-029　E-MAIL：
service@bookrep.com.tw｜**網站** www.bookrep.com.tw｜**印製** 沈氏藝術印刷股份有限公司｜**法律顧問**
華洋法律事務所　蘇文生律師｜**定價** 420 元｜**初版一刷** 2021 年 12 月｜有著作權・侵害必究｜缺
頁或裝訂錯誤請寄回本社更換｜**特別聲明**：有關本書中的言論內容，不代表本公司／出版集團之立場
與意見，文責由作者自行承擔｜歡迎團體訂購，另有優惠，請洽業務部（02）2218-1417#1124

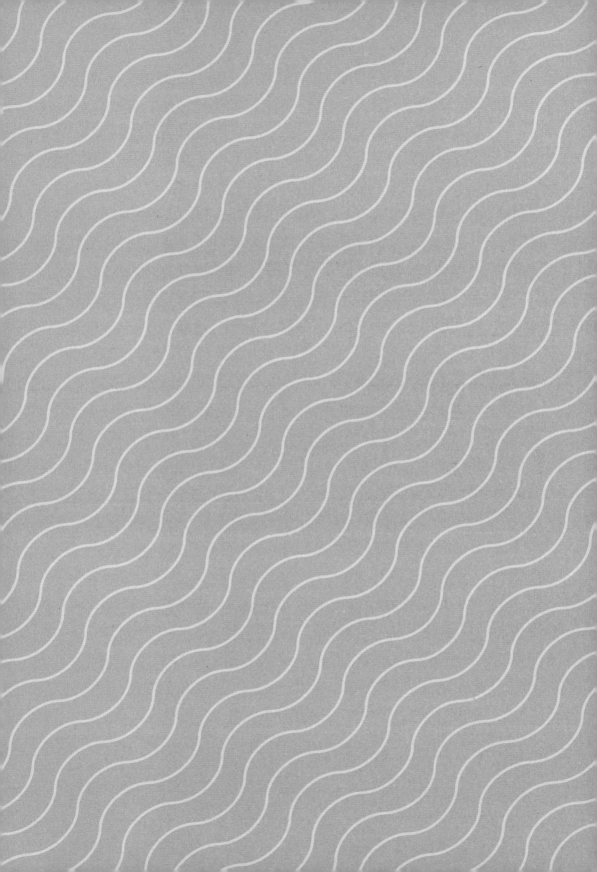